Prof. Rakesh Dhole

"Criação e normalização do tratamento ayurvédico das verrugas"

Prof. Rakesh Dhole

"Criação e normalização do tratamento ayurvédico das verrugas"

"Desenvolver e garantir a qualidade do remédio ayurvédico para verrugas de superfície"

ScienciaScripts

Imprint

Any brand names and product names mentioned in this book are subject to trademark, brand or patent protection and are trademarks or registered trademarks of their respective holders. The use of brand names, product names, common names, trade names, product descriptions etc. even without a particular marking in this work is in no way to be construed to mean that such names may be regarded as unrestricted in respect of trademark and brand protection legislation and could thus be used by anyone.

Cover image: www.ingimage.com

This book is a translation from the original published under ISBN 978-620-6-78930-7.

Publisher:
Sciencia Scripts
is a trademark of
Dodo Books Indian Ocean Ltd. and OmniScriptum S.R.L publishing group

120 High Road, East Finchley, London, N2 9ED, United Kingdom
Str. Armeneasca 28/1, office 1, Chisinau MD-2012, Republic of Moldova, Europe
Printed at: see last page
ISBN: 978-620-7-27524-3

ÍNDICE

As verrugas são causadas por uma infeção da epiderme pelo papilomavírus humano (HPV). Os HPV estão divididos em genótipos separados com base na sua sequência de ADN. Diferentes tipos de HPV podem infetar preferencialmente o epitélio escamoso estratificado cornificado da pele ou as membranas mucosas não cornificadas. O aspeto da lesão é influenciado não só pelo tipo de vírus, mas também por factores ambientais e do hospedeiro. Estas directrizes não contêm pormenores sobre a terapêutica das verrugas anogenitais. Os doentes com estas verrugas devem ser observados e investigados por médicos genito-urinários para excluir a possibilidade de outras doenças sexualmente transmissíveis. As crianças com verrugas ano-genitais, particularmente acima dos 3 anos de idade, podem necessitar de uma avaliação pediátrica se o abuso sexual for considerado uma possibilidade (25).

Um tipo de crescimento sólido da pele causado pelo papilomavírus humano (HPV). Uma doença contagiosa transmitida por contacto físico fechado pele com pele. Também se propaga indiretamente através da rutura da pele ao partilhar toalhas, artigos de higiene, etc. com uma pessoa infetada. As verrugas genitais são transmitidas durante as relações sexuais com uma pessoa infetada. Podem ocorrer em pessoas de todas as idades, mas são mais comuns em crianças e jovens adultos. O efeito mais comum da infeção por HPV é o desenvolvimento de verrugas. Este tumor é criado por vírus pleomórficos e pode ser criado em diferentes áreas, como a pele das mãos e dos pés, a pele e as mucosas dos genitais, a laringe e a mucosa da boca. As verrugas são causadas pela infeção das células epiteliais pelo vírus do papiloma humano (HPV). O papilomavírus humano é um pequeno vírus de ADN de cadeia dupla (55 - 50 mili microns), que pode infetar células epiteliais escamosas e provocar a proliferação celular.(1)

Podem progredir espontaneamente ou aumentar em número e tamanho de acordo com o estado imunitário do doente. A imunidade celular é muito importante e as verrugas são particularmente exuberantes nos doentes com doença de Hodgkin, SIDA e também nos doentes que tomam imunossupressores. Cinquenta e cinco por cento dos doentes imunodeprimidos submetidos a transplante renal têm verrugas, sobretudo vulgares e plantares, até cinco anos após o transplante, cuja percentagem sobe para 70% após o mesmo. A imunidade humoral parece ser menos importante, pois os doentes com mieloma múltiplo não são particularmente propensos a tê-las. As verrugas podem ser divididas em vulgares (as mais comuns), filiformes, plantares - em forma de mosaico, periungueais, planas, genitais e orais.

Com base na distribuição anatómica, as verrugas encontram-se no rosto, nas mãos, nas unhas, nos pés e nos órgãos genitais. As verrugas são lesões de contacto e inoculadas e são transmitidas por contacto indireto com materiais contaminados ou por andar descalço. Com o envelhecimento, desenvolve-se uma resistência ao HPV. As verrugas são comuns em crianças e adultos jovens e raras nos idosos. Algumas verrugas resistentes ao tratamento e pós-tratamento recidivam e tornam-se mais disseminadas. Histologicamente, as verrugas apresentam as mesmas alterações, como a acantose e a hiperqueratose. Dos 10 milhões de casos de cancro que se desenvolvem anualmente em todo o mundo, estima-se que mais de 15% sejam atribuíveis a agentes infecciosos. A infeção pelos papilomavírus humanos (HPV) é responsável por cerca de 30% destes cancros (~5% de todos os cancros).(1)

Entre os cancros atribuíveis à infeção pelo HPV, o cancro do colo do útero é o que tem recebido mais atenção, uma vez que representa cerca de 10% de todos os cancros nas mulheres a nível mundial. O cancro do colo do útero é a segunda causa mais comum de morte por cancro, a seguir ao cancro da mama, entre as mulheres de todo o mundo. O intervalo entre a aquisição da infeção pelo HPV e a progressão maligna demora normalmente pelo menos 10 anos, sendo frequentemente mais longo. Por conseguinte, o cancro do colo do útero é muito pouco frequente nas mulheres com menos de 25 anos; a incidência aumenta progressivamente nas mulheres com mais de 25 anos e é mais elevada nas mulheres com mais de 40 anos. Cerca de 80% dos cancros do colo do útero ocorrem em países menos desenvolvidos, principalmente porque não dispõem de recursos suficientes para programas de rastreio do cancro do colo do útero de elevada qualidade que detectem anomalias cervicais através do teste de Papanicolau ou da pesquisa do ADN do HPV cervical. De todos os casos de cancro ligados etiologicamente ao HPV, o cancro do colo do útero representa cerca de dois terços. Este cancro pode resultar da infeção por qualquer um de cerca de 15 tipos de HPV oncogénicos, mas o HPV16 e o HPV18 predominam, sendo responsáveis por cerca de 50% e 20% do cancro do colo do útero, respetivamente. Estes dois tipos são responsáveis por uma proporção ainda maior dos outros cancros genitais e das mucosas atribuíveis à infeção por HPV.(2)

Pensa-se que a infeção genital por HPV é a infeção viral sexualmente transmissível mais comum, com uma prevalência estimada de cerca de 20-40% entre as mulheres sexualmente activas de 20 anos de idade, uma incidência cumulativa estimada em 3 anos de mais de 40%

em estudos de mulheres universitárias nos Estados Unidos e um risco estimado ao longo da vida para as mulheres de pelo menos 75% de uma ou mais infecções genitais por HPV. A maioria das infecções genitais por HPV é benigna, subclínica e autolimitada, e uma elevada proporção de infecções associadas a displasias cervicais de baixo grau também regride espontaneamente. Em contrapartida, a infeção cervical persistente (frequentemente definida como uma infeção que é detectada mais do que uma vez num intervalo de 6 meses ou mais) com um tipo de HPV oncogénico, especialmente o HPV16 e o HPV18, é o fator de risco mais importante para a progressão para displasia de alto grau, que é reconhecida como uma lesão pré-cancerosa que deve ser tratada para evitar o desenvolvimento de cancro invasivo. Localmente, a terapia ablativa é utilizada com sucesso para tratar a displasia de alto grau.(2)

O papilomavírus humano (HPV) causa o cancro do colo do útero, que é o quarto cancro mais comum nas mulheres em todo o mundo, de acordo com a taxa de incidência padronizada por idade (ASR). Em 2012, estima-se que tenham ocorrido 528 000 novos casos e 266 000 mortes devido ao cancro do colo do útero. Mais de 85% das mortes por cancro do colo do útero ocorrem nos países em desenvolvimento, onde representa 13% de todos os cancros femininos. Por conseguinte, a maior parte do peso das doenças malignas e benignas associadas ao HPV ocorre nos países em desenvolvimento que não dispõem de programas de rastreio eficazes e têm um acesso deficiente aos serviços médicos. Estão atualmente disponíveis duas vacinas, a vacina bivalente (Cervarix) e a vacina quadrivalente (GARDASIL). Ambas foram licenciadas com um esquema de 3 doses aos 0-(1 ou -2)-6 meses. Ambas são preparadas a partir da proteína L1 purificada, a principal proteína do capsídeo que se auto-monta para formar partículas semelhantes ao vírus do HPV (VLPs) específicas do tipo. Estas VLPs assemelham-se muito à superfície exterior dos viriões do HPV. As VLPs não contêm ADN viral, pelo que não são infecciosas5 . A vacina quadrivalente foi licenciada pela primeira vez nos Estados Unidos em 2006. As proteínas L1 de cada tipo são expressas através de um vetor recombinante de Saccharomyces pombe (tipo de levedura).

Cada dose de 0,5 ml contém 20 µg de proteína L1 do HPV-6, 40 µg de proteína L1 do HPV-11, 40 µg de proteína L1 do HPV-16 e 20 µg de proteína L1 do HPV-18 adsorvidas em 225 µg do adjuvante, sulfato de hidroxifosfato de alumínio amorfo (AAHS). A vacina bivalente foi licenciada pela primeira vez em 2007. As proteínas L1 de cada tipo são expressas através de um vetor recombinante de baculovírus (tipo de célula de inseto). Cada dose de 0,5 ml contém 20 µg de proteína L1 do HPV-16 e 20 µg de proteína L1 do HPV-18 adsorvidas num sistema adjuvante AS04 patenteado que contém 500 µg de hidróxido de alumínio e 50 µg de 3-O-desacil-4'-monofosforil lípido A, um novo adjuvante.(23)

Na sequência de uma análise das provas e recomendações pelo SAGE na reunião de novembro de 2008, a OMS emitiu uma recomendação sobre as vacinas contra o HPV num documento de posição que foi publicado em 2009. A OMS reconhece a importância do cancro do colo do útero e de outras doenças relacionadas com o HPV como problemas globais de saúde pública e recomenda que a vacinação de rotina contra o HPV em adolescentes do sexo feminino seja incluída nos programas nacionais de imunização, desde que: a prevenção do cancro do colo do útero ou de outras doenças relacionadas com o HPV, ou de ambas, constitua uma prioridade de saúde pública; a introdução da vacina seja programaticamente viável; seja possível assegurar um financiamento sustentável; e seja considerada a relação custo-eficácia das estratégias de vacinação no país ou região. O documento de posição da OMS de 2009 (seguem-se excertos) afirma que as vacinas contra o HPV são mais eficazes em mulheres que não são sensíveis aos tipos de HPV relacionados com a vacina; por conseguinte, a população-alvo primária deve ser selecionada com base em dados sobre a idade de início da atividade sexual e a viabilidade de chegar às jovens adolescentes através de escolas, instalações de cuidados de saúde ou contextos comunitários. A população-alvo primária recomendada é constituída por raparigas com idades compreendidas entre os 9 e os 13 anos.

A vacinação de populações-alvo secundárias de mulheres adolescentes mais velhas ou mulheres jovens só é recomendada se for viável, acessível, rentável, se não desviar recursos da vacinação da população-alvo primária ou de programas eficazes de rastreio do cancro do colo do útero e se for provável que uma proporção significativa da população-alvo secundária seja ingénua em relação aos tipos de HPV relacionados com a vacina. A vacinação de homens contra o HPV não é recomendada para a prevenção do cancro do colo do útero porque se espera que as estratégias de vacinação que atinjam uma elevada cobertura (>70%) na população-alvo primária de jovens adolescentes do sexo feminino sejam mais eficazes em termos de custos na redução do cancro do colo do útero do que a inclusão da vacinação de homens. Existe pouca informação disponível sobre a segurança e a imunogenicidade das vacinas contra o HPV em pessoas imunocomprometidas devido a medicamentos ou doenças. Embora a imunogenicidade e a eficácia das vacinas contra o HPV possam ser reduzidas nas mulheres infectadas pelo VIH, parecem ser preservadas e o potencial benefício da vacinação neste grupo é particularmente grande devido ao seu risco acrescido de doenças relacionadas com o HPV, incluindo o cancro do colo do útero. É provável que a maioria das populações-alvo para a imunização contra o HPV inclua alguns indivíduos infectados pelo VIH, mesmo em áreas com uma prevalência relativamente baixa de VIH. As preocupações com a segurança ou a eficácia reduzida entre as mulheres que podem estar infectadas com o VIH não devem, portanto, adiar o início da imunização contra o HPV em grande escala. O teste do VIH não deve ser um pré-requisito antes da imunização de rotina contra o HPV. Não foi estabelecida a necessidade de doses de reforço, quer para indivíduos imunocompetentes, quer para indivíduos imunocomprometidos. Ambas as vacinas devem ser administradas de acordo com as especificações do fabricante, os calendários e os conselhos sobre calendários interrompidos. O Comité Consultivo Mundial para a Segurança das Vacinas (GACVS) da OMS analisou a segurança das vacinas contra o HPV em várias ocasiões (2007, 2008, 2009 e 2013).

As evidências de todas as fontes continuam a apoiar as suas conclusões sobre a segurança de ambas as vacinas. Com mais de 170 milhões de doses distribuídas em todo o mundo e mais países a oferecerem a vacina através de programas nacionais de imunização, o GACVS continua a sentir-se seguro em relação ao perfil de segurança dos produtos disponíveis.8 No final de 2013, mais de 40 países tinham introduzido a vacina contra o HPV nos seus programas nacionais de imunização (apenas três deles são países em desenvolvimento). A maioria dos países visa a vacinação de raparigas jovens (por exemplo, entre os 9 e os 13 anos de idade), mas há alguns países que também oferecem a vacina contra o HPV a raparigas mais velhas (por exemplo, por volta dos 18 anos de idade) e a mulheres em idade reprodutiva. Embora o custo por dose de vacina tenha mudado ao longo do tempo, os preços actuais por dose para o fundo rotativo da OPAS são de USD $
13,08 para a vacina bivalente e 13,79 dólares americanos para a vacina quadrivalente e, para a vacina adquirida pela GAVI através da Divisão de Abastecimento da UNICEF, os preços são de 4,50 e 4,60 dólares americanos, respetivamente. Para além das poupanças de custos, haveria vantagens programáticas óbvias na redução do número de doses (por exemplo, redução dos custos de distribuição) e uma maior flexibilidade dos intervalos entre as doses (por exemplo, doses anuais mais fáceis de distribuir nas escolas) também conduziria provavelmente a aumentos na cobertura da vacinação.(23)

Utilizando dados de imunogenicidade para informar a recomendação política dos calendários do HPV, as vacinas foram autorizadas com base na demonstração da sua eficácia clínica em mulheres adultas jovens. A extensão da idade para as raparigas adolescentes, nas quais os ensaios de eficácia não seriam viáveis, foi concedida porque os estudos demonstraram que as respostas dos anticorpos nas raparigas adolescentes não eram inferiores às provocadas nas mulheres ("ponte imunológica"). Os esquemas alternativos de vacinas para adolescentes devem, portanto, demonstrar que a sua imunogenicidade é igualmente não inferior. Para obter a licença, foi realizado um estudo de imunogenicidade de Fase III da vacina quadrivalente contra o HPV em adolescentes, com o objetivo de fazer a ponte entre os resultados de eficácia obtidos em mulheres jovens e pré-adolescentes e adolescentes. Os TMG neutralizantes anti-HPV no 7º mês não foram inferiores nos adolescentes - e foram, de facto, 1,7-2,7 vezes mais elevados do que no grupo de mulheres de 16-23 anos de idade em que a eficácia foi demonstrada. Foram feitas observações semelhantes para a vacina bivalente e para as vacinas não valentes atualmente em desenvolvimento clínico. Parte-se do princípio de que o mecanismo de proteção proporcionado pelas vacinas VLP é mediado por anticorpos neutralizantes. Este pressuposto é apoiado por modelos animais que demonstram proteção contra o desafio viral em animais imunizados por transferência passiva de soro hiperimune de dadores imunizados com VLPs L1 10 11 12. Embora a imunização provoque o aparecimento de células T CD4+, a sua função é essencialmente fornecer ajuda às células B. As células T efectoras são importantes para a eliminação do HPV após a infeção, mas não se considera que contribuam para a eficácia da vacina profiláctica, uma vez que a L1 só é expressa tardiamente durante a infeção pelo HPV. Os anticorpos neutralizantes são produzidos por células plasmáticas. A primeira vaga de plasmócitos provocada pelo priming resulta no pico de anticorpos observado 4 semanas mais tarde. A maioria destes plasmócitos tem uma vida curta, pelo que os títulos de anticorpos máximos diminuem em poucos meses. No entanto, algumas células secretoras de anticorpos tornam-se plasmócitos de longa duração. Os plasmócitos de longa duração residem principalmente na medula óssea, produzem continuamente anticorpos IgG e são responsáveis pela persistência de anticorpos a longo prazo. Diferentes subpopulações podem sobreviver durante diferentes períodos de tempo.13 Os títulos de anticorpos medidos 12-18 meses após a última dose de uma vacina VLP reflectem a atividade das células plasmáticas de longa duração e são o melhor indicador da persistência de anticorpos.

Pensa-se que os anticorpos circulantes gerados pela vacinação com L1 VLP atingem o local da infeção por transudação ativa de IgG, pelo menos no trato genital feminino, e por exsudação passiva em locais de trauma que se acredita serem necessários para o início da infeção por HPV. A imunização também induz células B de memória. As células B de memória (MBC) são células em repouso, que não segregam anticorpos e, por isso, não protegem, a menos que sejam reactivadas por exposição a antigénios e instruídas para se diferenciarem em plasmócitos secretores de anticorpos (resposta de evocação). Estas células residem principalmente no baço, mas existem nichos extra-esplénicos. Uma pequena proporção de células de memória pode ser encontrada no sangue. Embora gerados em paralelo, os compartimentos de células B de memória e de células plasmáticas são independentes. Um estudo com a vacina bivalente contra o HPV registou um aumento significativo da população de MBC do HPV 16 no dia 210 após a 3ª dose da vacina, em comparação com a população após a 2ª dose[nd]. Os MBC específicos do HPV 18 aumentaram após a 3ª dose, mas este aumento não foi significativo[14]. Presume-se que as células B de memória provocadas pela iniciação do HPV amadurecem em células B altamente específicas que, quando reactivadas pelo reforço da vacina, se diferenciam em grandes números de células plasmáticas de longa duração que produzem níveis elevados de anticorpos específicos. No caso da hepatite B, presume-se que as células B de memória sejam reactivadas por viremia e, assim, contribuam para a manutenção da proteção após o declínio dos anticorpos. Não é claro se as células B de memória são reactivadas por / contribuem para a proteção a longo prazo após a vacinação com VLP contra o HPV, dado que a infeção por HPV é exclusivamente mucosa. Assim, os títulos de anticorpos contra o HPV representam um marcador válido para comparar a eficácia clínica esperada de várias vacinas e esquemas. As vacinas VLP provocam concentrações de anticorpos muito elevadas. Por conseguinte, quando se comparam diferentes esquemas, deve ser alcançada a não inferioridade da concentração de anticorpos para esquemas alternativos, caso se espere que a eficácia clínica seja equivalente. A eficácia protetora depende da quantidade mas também da qualidade dos anticorpos induzidos pela vacina. Esta qualidade é reflectida pela medida da afinidade dos anticorpos pelo antigénio. Com este limiar de avidez, são necessárias concentrações mais elevadas de anticorpos para obter proteção. Após a(s) primeira(s) imunização(ões) (priming), são geradas várias células B que produzem anticorpos com uma gama de afinidades para os antigénios da vacina. Apenas as células B com receptores de superfície de elevada afinidade podem continuar a captar o antigénio escasso, a interagir com as células T auxiliares e, assim, entrar no pool de células plasmáticas de longa duração e de memória. Este processo, denominado maturação por afinidade, requer vários meses (empiricamente, um mínimo de 4 meses). Estas células B amadurecidas por afinidade (e os anticorpos que produzem) dominam a resposta anamnéstica após a imunização de reforço. Estes anticorpos de afinidade mais elevada continuam a competir pelo antigénio e isto selecciona as células B que podem segregar anticorpos de afinidade ainda mais elevada. A combinação destas interacções de afinidade múltipla entre os anticorpos e os antigénios é designada por avidez.

Acima de um limiar mínimo de avidez, a proteção contra o desafio viral requer uma concentração mínima de anticorpos. Foi relatada uma forte proteção de 4 anos em mulheres da Costa Rica que receberam apenas uma dose de vacina bivalente. Também as receptoras de uma dose tinham avidez no mês 36 que era quase tão elevada como as receptoras de três doses, embora a avidez um mês após uma dose (medida em mulheres que eventualmente receberam três doses) fosse (H P V) Vaccines Schedule spersistence. Diferentes subpopulações podem sobreviver durante diferentes períodos de tempo.13 Os títulos de anticorpos medidos 12-18 meses após a última dose de uma vacina VLP reflectem a atividade das células plasmáticas de longa duração e são o melhor indicador da persistência de anticorpos. Pensa-se que os anticorpos circulantes gerados pela vacinação com L1 VLP atingem o local da infeção por transudação ativa de IgG, pelo menos no trato genital feminino, e por exsudação passiva em locais de trauma que se acredita serem necessários para o início da infeção por HPV. A imunização também induz células B de memória. As células B de memória (MBC) são células em repouso, que não segregam anticorpos e, por isso, não protegem, a menos que sejam reactivadas por exposição a antigénios e instruídas para se diferenciarem em plasmócitos secretores de anticorpos (resposta de evocação). Estas células residem principalmente no baço, mas existem nichos extra-esplénicos. Uma pequena proporção de células de memória pode ser encontrada no sangue. Embora gerados em paralelo, os compartimentos de células B de memória e de células plasmáticas são independentes.

Um estudo com a vacina bivalente contra o HPV relatou um aumento significativo da população de MBC do HPV 16 no dia 210 após a 3ª dose da vacina, em comparação com a população após a 2ª dose. Os MBC específicos do HPV 18 aumentaram após a 3ª dose, mas este aumento não foi significativo14 . Presume-se que as células B de memória provocadas pela iniciação do HPV amadurecem em células B altamente específicas que, quando reactivadas pelo reforço da vacina, se diferenciam em grandes números de células plasmáticas de longa duração que produzem níveis elevados de anticorpos específicos. No caso da hepatite B, presume-se que as células B de memória sejam reactivadas por viremia e, assim, contribuam para a manutenção da proteção após o declínio dos anticorpos. Não é claro se as células B de memória são reactivadas por / contribuem para a proteção a longo prazo após a vacinação com VLP contra o HPV, dado que a infeção por HPV é exclusivamente mucosa. Assim, os títulos de anticorpos contra o HPV representam um marcador válido para comparar a eficácia clínica esperada de várias vacinas e esquemas. As vacinas VLP provocam concentrações de anticorpos muito elevadas. Por conseguinte, quando se comparam diferentes esquemas, deve ser alcançada a não inferioridade da concentração de anticorpos para esquemas alternativos, caso se espere que a eficácia clínica seja equivalente. A eficácia protetora depende da quantidade mas também da qualidade dos anticorpos induzidos pela vacina. Esta qualidade é reflectida pela medida da afinidade dos anticorpos pelo antigénio. Com este limiar de avidez, são necessárias concentrações mais elevadas de anticorpos para obter proteção. Após a(s) primeira(s) imunização(ões) (priming), são geradas várias células B que produzem anticorpos com uma gama de afinidades para os antigénios da vacina. Apenas as células B com receptores de superfície de elevada afinidade podem continuar a captar o antigénio escasso, a interagir com as células T auxiliares e, assim, entrar no pool de células plasmáticas de longa duração e de memória. Este processo, denominado maturação por afinidade, requer vários meses (empiricamente, um mínimo de 4 meses). Estas células B amadurecidas por afinidade (e os anticorpos que produzem) dominam a resposta anamnéstica após a imunização de reforço. Estes anticorpos de afinidade mais elevada continuam a competir pelo antigénio e isto selecciona as células B que podem segregar anticorpos de afinidade ainda mais elevada. A combinação destas interacções de afinidade múltipla entre os anticorpos e os antigénios é designada por avidez. Acima de um limiar mínimo de avidez, a proteção contra o desafio viral requer uma concentração mínima de anticorpos. Foi comunicada uma forte proteção de 4 anos em mulheres da Costa Rica que receberam apenas uma dose da vacina bivalente. Também as receptoras de uma dose tinham avidez no mês 36 quase tão elevada como as receptoras de três doses, embora a avidez um mês após uma dose (medida em mulheres que acabaram por receber três doses) fosse de 13 Mamani Matsuda Alguns autores argumentaram que as células B de avidez mais elevada sobreviviam preferencialmente como plasmócitos de longa duração, mesmo após apenas uma dose de preparação15 . Também importante é a capacidade de prevenir a infeção, medida por ensaios de neutralização in vitro. As primeiras vacinas contra o L1 desnaturado falharam em estudos com animais porque não induziram anticorpos neutralizantes. Não foram observadas correlações entre a atividade neutralizante e a avidez nos indivíduos inscritos nos ensaios clínicos (sugerindo, assim, que a resposta de anticorpos em quase todos os indivíduos está acima do limiar necessário para uma boa atividade neutralizante, embora sejam necessários mais dados sobre este aspeto). As respostas dos anticorpos são diferentes após a infeção natural em comparação com a vacinação com HPV L1 VLP.

Após a infeção natural, 70-80% das mulheres são seroconvertidas e as suas respostas de anticorpos são tipicamente lentas, fracas e de baixa avidez. Mas isto é suficiente para que os anticorpos gerados em infecções naturais sejam normalmente protectores contra a infeção incidente subsequente. Em contrapartida, após a vacinação com o VLP L1 do HPV, cerca de 100% das mulheres são seroconvertidas após a primeira dose da vacina (priming). Os títulos máximos de anticorpos atingem níveis 10 a 1000 vezes superiores aos das infecções naturais e são de avidez muito mais elevada - ou seja, capacidade de proteção (ref). Os anticorpos neutralizantes persistem durante mais de 9 anos após a imunização (período de tempo mais longo avaliado) nas mulheres. Estas respostas de anticorpos de alto nível e avidez elevada persistem de tal forma que, até à data, ainda não foram identificadas falhas da vacina em estudos clínicos, o que impede a identificação de um nível mínimo de anticorpos que se correlacione com a proteção. Para além da quantidade e da qualidade, a cinética é extremamente importante para a proteção induzida pela vacina contra o HPV: 1) as células B de memória induzidas pela primeira dose de vacina requerem pelo menos 4-6 meses para amadurecerem e se diferenciarem em células B de elevada afinidade. Isto implica que qualquer esquema de imunização deve incluir pelo menos um intervalo de 4 meses antes da última dose (prime-boost) para reativar eficazmente as células B de memória. Os esquemas de duas doses com intervalos mais curtos (prime-prime) podem não permitir esta maturação de afinidade e espera-se que sejam menos imunogénicos/protectores. 2) A persistência de anticorpos, ou seja, o patamar de anticorpos produzidos por células plasmáticas de longa duração, é melhor estimada pelo menos 6 meses e, de preferência, 12-18 meses após a última imunização.(26)

Factores de risco do HPV

Vários factores comportamentais estão associados a um risco acrescido de adquirir o HPV, incluindo um maior número de parceiros sexuais, maior idade dos parceiros sexuais e utilização inconsistente do preservativo.19 Embora a maioria das pessoas que contraem o HPV eliminem o vírus e não desenvolvam cancro, é necessário um rastreio regular para detetar e tratar lesões pré-cancerosas numa fase inicial. Os indivíduos em países de baixa e média renda com infra-estruturas de saúde deficientes, financiamento inadequado do sistema de saúde ou outros obstáculos ao acesso aos cuidados de saúde têm menos probabilidades de serem submetidos a rastreios regulares e, por conseguinte, correm um maior risco de serem diagnosticados com cancros associados ao HPV em fases mais tardias e mais perigosas.

Várias características biológicas aumentam o risco de desenvolvimento de cancro em pessoas com HPV, incluindo a infeção pelo VIH ou outras IST, deficiências nutricionais, genética e idade.20 A força destas associações é variável e, em alguns estudos, contraditória; no entanto, a associação positiva entre o HPV e o VIH está bem definida e é de particular importância em países com um grande número de indivíduos com VIH. A infeção pelo HPV aumenta o risco de infeção pelo VIH e o VIH aumenta o risco de desenvolvimento de cancros associados ao HPV.21 Estima-se que as mulheres seropositivas tenham oito vezes mais probabilidades de desenvolver cancro cervical invasivo, que é considerado uma doença que define a SIDA.22, 23 A infeção pelo HPV aumenta o risco de infeção pelo VIH em múltiplos subgrupos: homens heterossexualmente identificados, homens que têm sexo com homens (HSH) e mulheres.24, 25 Acredita-se que o HPV actua de forma semelhante a outras ISTs ao perturbar a integridade das células da mucosa que revestem a boca, o ânus e a vagina, permitindo que o VIH entre mais facilmente no corpo.26, 27 Embora as infecções por HPV e VIH sejam impulsionadas por muitos dos mesmos tipos de comportamentos de risco, tais como sexo desprotegido com múltiplos parceiros;28 o risco de infeção por VIH permanece mais de duas vezes mais elevado entre as pessoas com HPV do que sem HPV, mesmo depois de controlar os factores de risco comportamentais.(23)

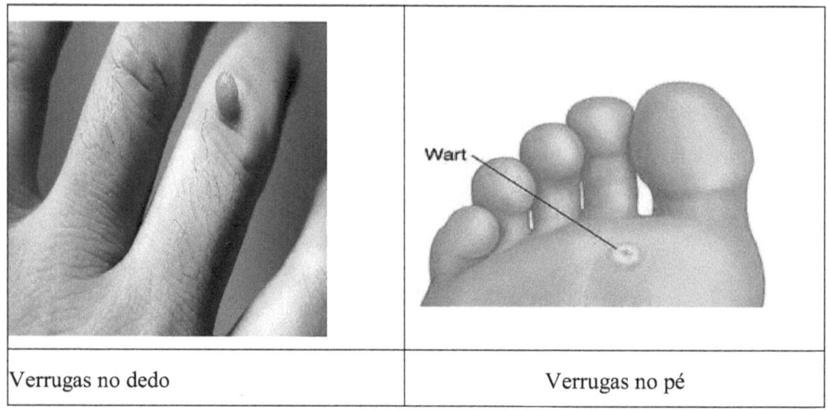

Verrugas no dedo	Verrugas no pé

(8)

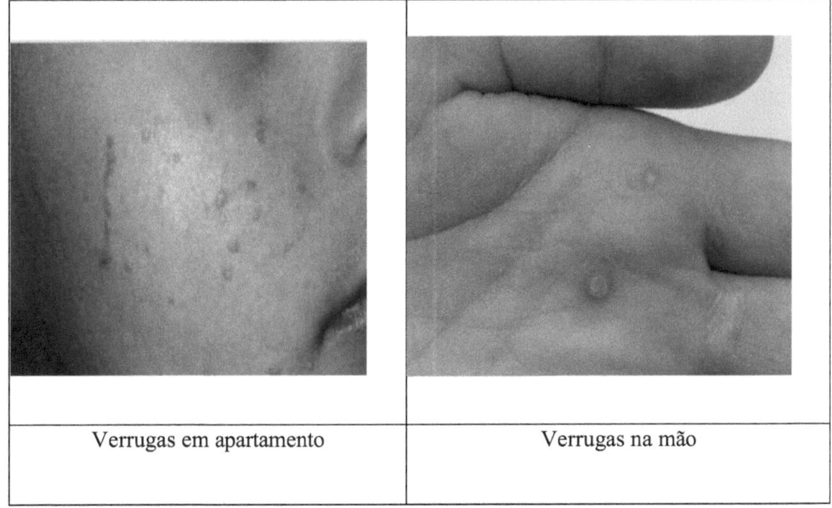

| Verrugas em apartamento | Verrugas na mão |

8)

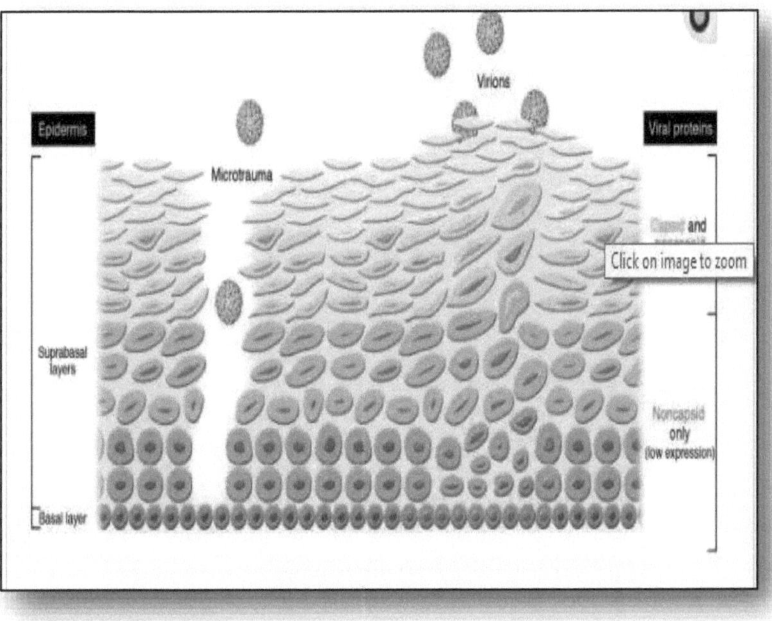

(9)

Fig. Ciclo de vida do papilomavírus

Para estabelecer a infeção, o vírus tem de infetar células epiteliais basais de longa duração ou com propriedades semelhantes às das células estaminais. O microtrauma nas células epidérmicas suprabasais permite provavelmente que o vírus infecte a célula dentro da camada basal. O genoma viral mantém-se como um epissoma nas células basais, onde os genes virais são pouco expressos. A replicação viral tem lugar nas camadas suprabasais e está ligada ao processo de diferenciação epidérmica. A presença do vírus provoca anomalias morfológicas no epitélio, incluindo papilomatose, paraqueratose e coilocitose. O vírus progénito é libertado nas células descamadas. (9)

Objetivo:

- Preparar a formulação para o tratamento das verrugas superficiais.

- Normalizar a formulação optimizada.

- Realizar o estudo de estabilidade da formulação optimizada.

Infeção pelo papilomavírus humano	
Outros nomes:	Papilomavírus humano
Domínio da helicase do antigénio T grande do papilomavírus	
Especialidade:	Doenças infecciosas, ginecologia
Sintomas:	Nenhum, verrugas

Complicações:	Cancro do colo do útero, da vulva, da vagina, do pénis, do ânus, da boca ou da garganta
Causas:	Propagação do papilomavírus humano por contacto direto
Prevenção:	Vacinas contra o HPV, preservativos
Frequência:	A maioria das pessoas é infetada em algum momento

Foram identificados mais de 170 tipos de HPV, que são designados por números.(9)

Doença	Tipo de HPV
Verrugas comuns	2, 7, 22
Verrugas plantares	1, 2, 4, 63
Verrugas planas	3, 10, 28
Verrugas anogenitais	6, 11, 42, 44 e outros
Displasia anal (lesões)	6, 16, 18, 31, 53, 58
Cancros genitais	• Risco mais elevado 16, 18, 31, 45 • Outros de alto risco:33, 35, 39, 51, 52, 56, 58, 59 • Provavelmente de alto risco: 26, 53, 66, 68, 73, 82

Epidermodisplasia verruciforme	mais de 15 tipos
Hiperplasia epitelial focal (boca)	13, 32
Papilomas da boca	6, 7, 11, 16, 32
Cancro da orofaringe	16
Cisto verrucoso	60
Papilomatose laríngea	6, 11

(9)

Tipo e doenças associadas

HPV- 1 (verrugas nos pés)

HPV- 45 (cancro do colo do útero)

HPV- 18 (cancro do colo do útero)

HPV- 6 (verrugas genitais)

HPV-11 (cancro do colo do útero)

HPV-31 (cancro do colo do útero)

HPV-16 (cancro do colo do útero)

HPV-2 (verrugas das mãos)

(9)

- Existem quatro tipos principais :

1. Verrugas comuns (normalmente crescem nos dedos, à volta das unhas e nas costas da mão).

2. Verrugas plantares (normalmente crescem nas plantas dos pés)

3. Verrugas planas (mais frequentemente encontradas no rosto das crianças, na zona da barba nos homens e nas pernas nas mulheres).

4. Verrugas genitais (altamente contagiosas e propagam-se através de sexo oral, anal ou vaginal)

(9)

Objetivo do trabalho

☐   Formulação limitada disponível no mercado para a superfície das verrugas.

☐   A formulação disponível produz irritação nas verrugas.

☐   O remédio homeopático é caro e é necessário um tratamento prolongado.

☐   O presente estudo teve como objetivo encontrar uma formulação econômica e não irritante de verrugas.

Objectivos e racionalidade do trabalho

1.   Preparar a formulação para o tratamento das verrugas.

2.   Normalizar a formulação optimizada.

3.   Realizar um estudo de estabilidade da formulação optimizada.

Óleo de limão

Os OEs de citrinos são amplamente utilizados como aditivos alimentares naturais em vários produtos alimentares e bebidas, uma vez que foram classificados como geralmente reconhecidos como seguros (GRAS). Além disso, os OEs de citrinos são utilizados como conservantes naturais devido ao seu amplo espetro de actividades biológicas, incluindo efeitos antimicrobianos e antioxidantes. Pensa-se que a presença de terpenos, flavonóides, carotenos e cumarinas é responsável pelas fortes actividades antioxidantes e antimicrobianas. Devido ao seu cheiro agradável e refrescante e ao seu aroma rico, os OEs de citrinos são também utilizados em ambientadores, produtos de limpeza doméstica, perfumes, cosméticos e medicamentos. (24)

Bioatividade e segurança de componentes-chave individuais Citral:

O citral, ou 3,7-dimetil-2,6-octadienal ou limonal, é um par ou uma mistura de terpenóides com a fórmula molecular $C_{10}H_{16}O$. Os dois compostos são isómeros de dupla ligação 20. O isómero E é designado por geranial ou citral A. O *isómero* Z é designado por neral ou citral B (34)

D- Limoneno

O D-Limoneno demonstrou possuir efeitos antioxidantes, anti-inflamatórios e anticarcinogénicos. Não é agudamente tóxico, nefrotóxico ou carcinogénico, mas o *d-limoneno* oxidado pode ter alguma toxicidade. *O d-limoneno* não oxidado é considerado um alergénio pela UE e moderadamente alergénico na Alemanha. *O d-limoneno não* oxidado foi alergénico em 0,2% dos doentes com dermatite quando testado a 2-3%. Não foram observadas reacções cutâneas positivas ao testar o *d-limoneno com* 98% de pureza a 20% em doentes com dermatite. *O d-limoneno* não diluído foi moderadamente irritante para coelhos. *O D-Limonene* foi irritante em concentrações de 70-80%, fracamente irritante a 50% e não irritante em concentrações de 20-30%. O LD_{50} dérmico agudo do *d-limoneno* foi >5 g/kg em coelhos, enquanto o LD_{50} oral agudo foi >5 g/kg em ratos. (10)

2. γ-Terpineno

O γ-Terpineno é um antioxidante. Não é irritante nem sensibilizante. Possui uma toxicidade mínima. Dependendo da concentração, pode ser mutagénico ou não mutagénico. O LD50 dérmico agudo do γ-terpineno foi >5 g/kg em coelhos, enquanto o LD_{50} oral agudo foi 3,65 g/kg em ratos. (10)

3. Linalol

O linalol é um sedativo, um antidepressivo e um OE anticancerígeno, antifúngico e pesticida. Não é tóxico nem irritável para a pele. Apresenta um risco extremamente baixo de sensibilização cutânea. Não foram observadas reacções cutâneas positivas ao testar o linalol 97% puro a 20%, ou ao linalol oxidado testado a 1% em doentes com dermatite e eczema. O linalol não provoca foto-irritação ou foto-alergia porque não absorve a luz UV na gama de 290-400 nm. Não foi observada toxicidade fetal. Não foram encontradas actividades carcinogénicas, mutagénicas ou genotóxicas. A DL_{50} dérmica aguda foi de 5,61 g/kg em coelhos, enquanto a DL_{50} oral aguda foi de 2,79 g/kg em ratos e

2,2-3,92 g/kg em ratos. Doses elevadas de linalol causam ataxia e narcose.(10)

4. Acetato de linalilo

O acetato de linalilo tem efeitos narcóticos. Não é tóxico e é muito pouco reativo para a pele. Quando testado a 5-20%, não foi observada qualquer reação cutânea. Tal como o linalol, o acetato de linalilo não causa foto-irritação ou foto-alergia porque não absorve a luz UV na gama de 290-400 nm. Não tem atividade carcinogénica. O LD_{50} dérmico agudo foi superior a 5 g/kg em coelhos, enquanto o LD_{50} oral agudo foi de

14,5 g/kg nos ratos e 13,5 g/kg nos ratinhos.(10)

5. α-Terpineol

O α-Terpineol tem atividade anticarcinogénica. Não é irritante a 1-15% e não é fototóxico. Não é mutagénico nem genotóxico. A DL_{50} dérmica aguda do isómero misto terpineol foi >3 g/kg em coelhos, enquanto a DL_{50} oral aguda foi 4,3 g/kg em ratos.

6. Acetato de geranilo

O acetato de geranilo tem propriedades anti-inflamatórias, antifúngicas e antimicrobianas. É um sensibilizador cutâneo muito fraco. Não é tóxico nem carcinogénico. Não foi mutagénico no teste de Ames e não teve qualquer efeito genotóxico. A DL_{50} oral aguda do acetato de geranilo é

6,33 g/kg em ratos(10).

7.   Terpinoleno

O terpinoleno é um antioxidante. Não é irritante nem sensibilizante a 20%. Dados limitados sugerem uma toxicidade mínima. O LD_{50} oral agudo foi de 4,4 ml/kg em ratos e ratazanas. Os limiares de sensibilização cutânea do terpinoleno não são conhecidos.(10)

8.   β-Pineno

O β-pineno apresentou efeitos antiproliferativos e citotóxicos. Não é mutagénico nem genotóxico. É geralmente não irritante e não sensibilizante. O β-pineno não diluído foi moderadamente irritante para os coelhos. O β-pineno foi irritante em concentrações de 70-80%, fracamente irritante a 50% e não irritante em concentrações de 25-30% para doentes com dermatite. O β-pineno foi classificado como uma substância da categoria B na Alemanha, o que significa que é considerado moderadamente alergénico. A DL_{50} dérmica aguda do β-pineno foi >5 g/kg em coelhos, a DL_{50} subcutânea foi 1,42 g/kg em ratinhos e a DL_{50} oral aguda foi >5 g/kg em ratos.(10)

<u>Estrutura química</u>

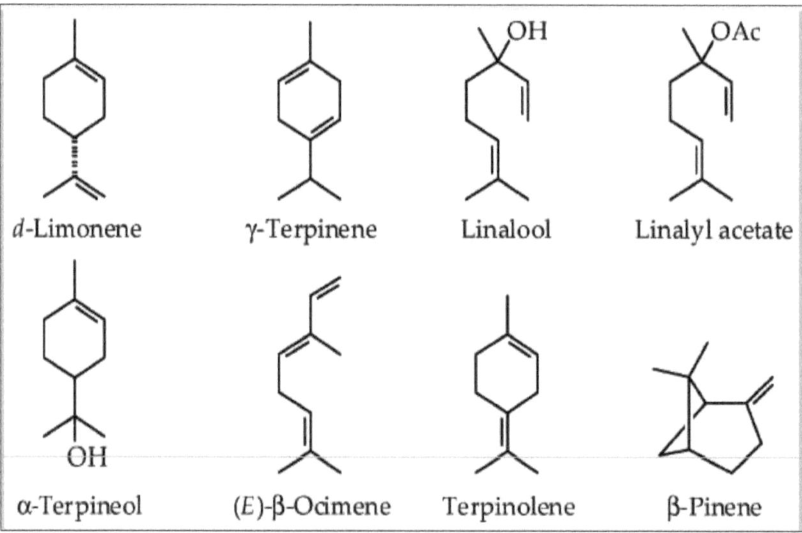

Os principais componentes químicos do óleo de limão são o a-pineno, o canfeno, o b-pineno, o sabineno, o mirceno, o a-terpineno, o linalol, o b-bisaboleno, o limoneno, o trans-bergamoteno, o nerol e o neral(10).

Fórmula molecular	C51H84O5
Peso molecular	777,228 g/mole
Nome químico	ÓLEO DE CIDREIRA Óleos de citronela Óleo de erva-cidreira das Índias Ocidentais Citral terpenos Óleo de erva-cidreira
Aparência	Líquido
Ponto de ebulição	222 °C(lit.)
Solubilidade	Solúvel em éter de petróleo
Armazenamento	Conservar em recipiente bem fechado e protegido da luz.
Descrição	Conservar em recipiente estanque e resistente à luz

(8)

Óleo de linhaça

Erva: Óleo de Linhaça Científico: Linum Usitatissimum Família: Linaceae Nome Comum 1-2: Semente de Linho, Graine De Lin, Leinsamen, Lini Semen, Linseed, Lint Bells, Linum, Phytoestrogen, Winterlien, Linen Flax. Ingredientes activos: O ácido linolénico, o ácido linoleico, o ácido alfa-linolénico e o ácido oleico são todos ácidos gordos. A galactose, a xilose, a arabinose e a ramnose são mucilagens. O equol é um flavonoide proteico. Capacidade de aumento da penetração de óleos naturais de óleo de linhaça (22)

21

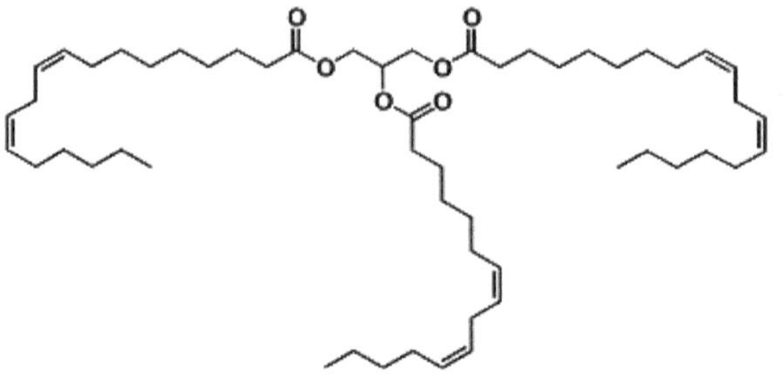

Fórmula molecular	$C_3H_5(OH)_3$
Peso molecular	
Nome químico	A linoleína, que está presente no **óleo de linhaça** em cerca de 20%, é o glicérido de ácido linoleico
Aparência	Líquido
Ponto de ebulição	-24,0H (iluminado)
Solubilidade	Solúvel em éter de petróleo
Armazenamento	Conservar em recipiente bem fechado e protegido da luz.
Descrição	Conservar em recipiente estanque e resistente à luz

(7)

Lituratura Sarvey
julho-
Requisito do projeto
novembro
Preparação da formulação
dezembro
Avaliação do parâmetro
janeiro
Densidade
UV
FT-IR
Índice de refração
Caracterização da formulação
Densid
UV
Índice de
GC-MS
Valor de
FT-IR
Valor de
Valor de
Result
março
abril-
Tese

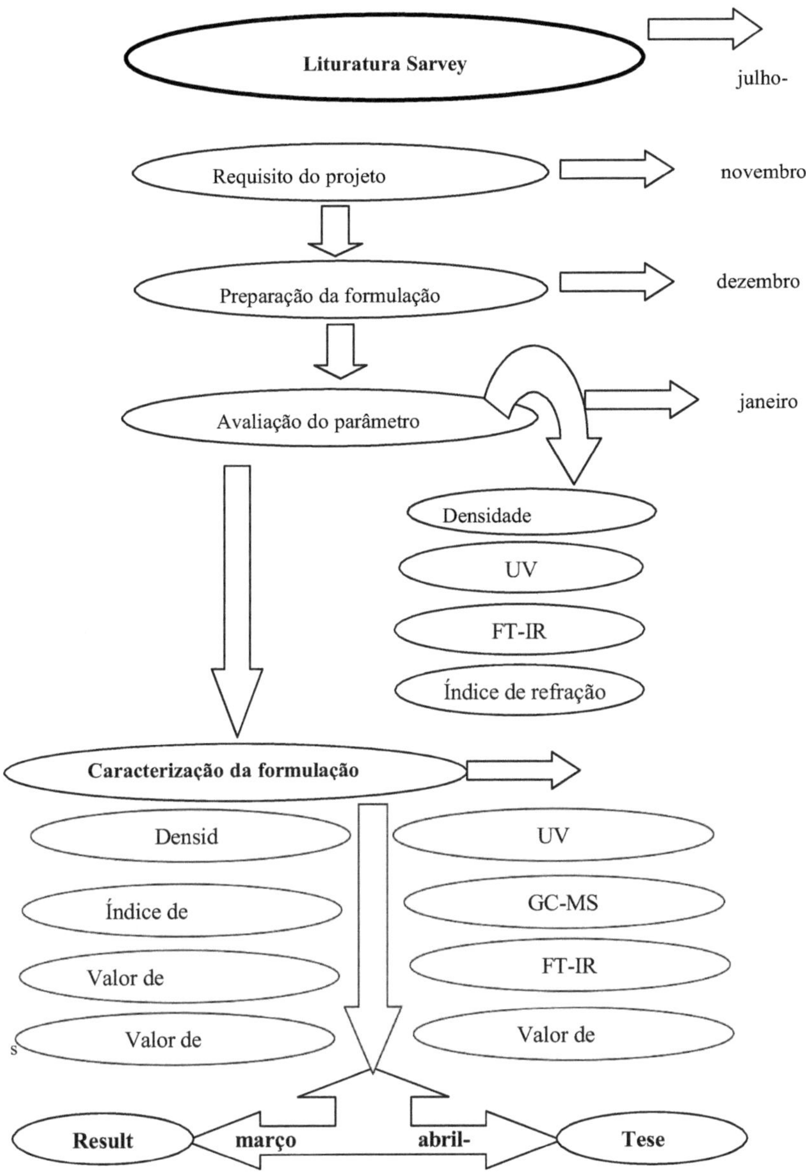

23

Shokrollah Zandi et.al. (2014) Antecedentes: As verrugas são lesões dermatológicas comuns causadas pela infeção das células epiteliais da pele pelo papilomavírus humano (HPV). Objectivos: Este estudo teve como objetivo avaliar a eficácia de um novo método para o tratamento de verrugas dérmicas. Pacientes e Métodos: Neste estudo de ensaio clínico, 60 doentes (com mais de 10 anos) com verrugas dérmicas que viviam na cidade de Baneh, a oeste do Irão, foram distribuídos p e l o s grupos de intervenção e de controlo, utilizando o método aleatório em blocos, em 2012. No grupo de intervenção, as camadas exteriores da verruga dérmica foram esculpidas com bisturi e a pastilha de HD foi colocada sobre ela e coberta com adesivo. No segundo e terceiro dias, o procedimento foi repetido novamente. Todas as fases do grupo de intervenção foram semelhantes às do grupo de placebo. O placebo foi preparado por um farmacologista, sendo semelhante ao comprimido de HD. Em ambos os grupos, os doentes foram examinados uma semana e um mês após a toma do último comprimido pelo médico, em termos de melhoria ou ausência de melhoria. Os dados foram analisados pelo software SPSS versão 18, utilizando o teste do qui-quadrado, o teste de Fisher, o teste de Mann-Whitney e a ANOVA para medidas repetidas. Resultados: Na primeira semana após a intervenção, as verrugas estavam alteradas em 93,3% dos casos; no entanto, não foram registadas alterações no grupo de controlo. Um mês após o seguimento, o número médio de verrugas foi de 0,4±0,7 no grupo de intervenção e de 5,5±4,9 no grupo de controlo (P=0,0001). Com base na ANOVA para medidas repetidas e no teste t, o número médio de verrugas, antes, uma semana e um mês após a intervenção, foi estatisticamente significativo para os grupos de intervenção (P=0,009) e de controlo (P=0,0001). Conclusões: Este método é recomendado para o tratamento de verrugas dérmicas, devido à eficácia, à curta duração do tratamento e ao baixo custo do tratamento tópico de verrugas dérmicas utilizando pastilhas de HD. (1)

K M Stone, et.al (2018) Quatrocentos e cinquenta pacientes foram inscritos num ensaio clínico aleatório numa clínica pública de doenças sexualmente transmissíveis para avaliar a eficácia da podofilina, da crioterapia e da electrodesiccação no tratamento de verrugas genitais externas. A eliminação completa das verrugas foi observada em 41%, 79% e 94% dos doentes que receberam até seis tratamentos semanais de podofilina, crioterapia e electrodesiccação, respetivamente. Ocorreram recidivas em 25% de todos os doentes, resultando em taxas de eliminação de 3 meses de 17%, 55% e 71% para podofilina, crioterapia e electrodesiccação, respetivamente. O volume e a duração da verruga não influenciaram o resultado do tratamento. A resposta à terapêutica foi maior nas mulheres do que nos homens e não diferiu consoante a modalidade de tratamento. A electrodesiccação e a crioterapia foram mais eficazes do que a podofilina no tratamento de verrugas genitais externas, mas nenhum d e s t e s três tratamentos teve grande sucesso. (2)

Michelle M, et.al (2006) Os doentes e os médicos sentem a frustração das verrugas virais cutâneas causadas pela infeção pelo vírus do papiloma humano (HPV).As verrugas aparecem sob várias formas em diferentes locais do corpo e incluem verrugas comuns (verruca vulgaris), verrugas planas, mirmécia, verrugas plantares, verrugas em mosaico coalescentes, verrugas em forma de filamento, verrugas periungueais, verrugas anogenitais (venéreas ou condiloma acuminado), verrugas orais e papilomas respiratórios. Sabe-se agora que a infeção do colo do útero pelo HPV pode causar cancro do colo do útero se não for tratada. Uma análise da literatura médica revela um enorme arsenal de monoterapias para verrugas e terapias combinadas. Existem directrizes oficiais baseadas em evidências para o tratamento de verrugas, mas muito poucos dos tratamentos relatados foram testados por rigorosos ensaios cegos, controlados e aleatórios. Por conseguinte, as recomendações oficiais não incluem frequentemente tratamentos com taxas de sucesso alegadamente elevadas, mas não devem ser ignoradas quando se consideram as opções de tratamento. O objetivo desta revisão é fornecer uma visão geral abrangente da literatura sobre o tratamento de verrugas, para aumentar o conhecimento das opções disponíveis para os profissionais que se deparam com doentes que apresentam verrugas problemáticas. (3)

Sachin B. Somwansh et.al (2017) O objetivo deste trabalho é formular e avaliar um pacote facial cosmético à base de plantas para uma pele brilhante, utilizando ingredientes naturais. Com as concentrações variáveis, foram preparadas quatro formulações diferentes contendo ingredientes como multani mitti, açafrão-da-terra, aloe vera, madeira de sândalo, casca de laranja, neem e nutmug; nomeados como F1 a F4. Todas as formulações preparadas foram avaliadas por diferentes parâmetros, como propriedades organolépticas e parâmetros físico-químicos e estabilidade, juntamente com o teste de irritação e a carga microbiana. Entre todas as formulações, verificou-se que a F2 era boa em termos de parâmetros físicos, isenta de irritação cutânea e mantinha a sua consistência mesmo após condições de armazenamento estáveis, tendo também estabilidade microbiológica. (16)

Junab Ali et.al (2017) Objetivo: Avaliar a atividade antimicrobiana do extrato metanólico da casca do fruto de Citrus Limon (Família-Rutaceae) em conjugação com a análise fitoquímica. O extrato metanólico da casca do fruto de Citrus Limon (Família-Rutaceae) foi separado dos frutos, seco à sombra, transformado em pó e extraído com metanol, analisado quanto aos constituintes fitoquímicos utilizando métodos padrão. A atividade antimicrobiana do extrato da planta foi examinada contra duas estirpes bacterianas, uma Gram-positiva (Staphylococcus aureus) e outra Gram-negativa (Escherichia coli) e uma estirpe fúngica (Candida albicans), utilizando o método de difusão em ágar. A presente investigação mostra a análise fitoquímica, a atividade antimicrobiana e a atividade antiviral do extrato metanólico da casca dos frutos de Citrus limon. Várias análises fitoquímicas revelaram a presença de alcalóides, saponinas, flavonóides, hidratos de carbono, glicosídeos, ácidos cítricos e taninos. A atividade antimicrobiana do extrato metanólico da planta mostrou resultados significativos contra todos os organismos testados. (23)

Douglas R. Lowy et.al (2006) A infeção pelo papilomavírus humano (HPV) causa praticamente todos os casos de cancro do colo do útero, a segunda causa mais comum de morte por cancro entre as mulheres em todo o mundo. Esta revisão examina as vacinas profilácticas de subunidades contra o HPV com base na capacidade da proteína do capsídeo L1 viral para formar partículas semelhantes a vírus (VLPs) que induzem níveis elevados de anticorpos neutralizantes. Na sequência da investigação pré-clínica efectuada por laboratórios do sector não lucrativo, a Merck e a GlaxoSmithKline estão a desenvolver versões comerciais da vacina. Ambas as vacinas visam o HPV16 e o HPV18, que são responsáveis por cerca de 70% dos casos de cancro do colo do útero. A vacina da Merck também visa o HPV6 e o HPV11, que são responsáveis por cerca de 90% das verrugas genitais externas. As vacinas têm um excelente perfil de segurança, são altamente imunogénicas e conferiram uma proteção completa específica do tipo contra a infeção persistente e as lesões associadas em mulheres totalmente vacinadas. As questões por resolver incluem os grupos mais críticos a vacinar e o momento em que o custo da vacina poderá ser suficientemente baixo para uma implementação generalizada no mundo em desenvolvimento, onde ocorrem 80% dos casos de cancro do colo do útero.(5)

Michelle M. Lipke et.al (2006) Os doentes e os médicos sentem a frustração das verrugas virais cutâneas causadas pela infeção pelo vírus do papiloma humano (HPV).As verrugas aparecem de várias formas em diferentes locais do corpo e incluem verrugas comuns (verruca vulgaris), verrugas planas, mirmécia, verrugas plantares, verrugas em mosaico coalescentes, verrugas filiformes, verrugas periungueais, verrugas anogenitais (venéreas ou condiloma acuminado), verrugas orais e papilomas respiratórios. Sabe-se agora que a infeção do colo do útero pelo HPV pode causar cancro do colo do útero se não for tratada. Uma revisão da literatura médica revela um enorme arsenal de imunoterapias para verrugas e terapias combinadas. Existem directrizes oficiais baseadas em evidências para o tratamento de verrugas, mas muito poucos dos tratamentos relatados foram testados por rigorosos ensaios cegos, controlados e aleatórios. Por conseguinte, as recomendações oficiais não incluem frequentemente tratamentos com taxas de sucesso alegadamente elevadas, mas não devem ser ignoradas quando se consideram as opções de tratamento. O objetivo desta revisão é fornecer uma panorâmica abrangente da literatura sobre o tratamento de verrugas, de modo a aumentar o conhecimento das opções disponíveis para os profissionais que se deparam com doentes que apresentam verrugas problemáticas.(3)

William Yuk-ming Tang et. al (2014) O HPV infecta provavelmente a pele através de áreas de trauma mínimo. Os factores de risco incluem a utilização de chuveiros comunitários, a manipulação profissional de carne e a imunossupressão. Em pessoas imunocompetentes, as verrugas são inofensivas e desaparecem como resultado da imunidade natural em meses ou anos. Realizámos uma revisão sistemática com o objetivo de responder à seguinte questão clínica: Quais são os efeitos dos tratamentos para verrugas (não genitais)? Pesquisámos: Medline, Embase, The Cochrane Library e outras bases de dados importantes até outubro de 2013 (as revisões de Evidências Clínicas são actualizadas periodicamente; consulte o nosso site para obter a versão mais actualizada desta revisão). Incluímos alertas de danos de organizações relevantes como a US Food and Drug Administration (FDA) e a UK Medicines and Healthcare products Regulatory Agency (MHRA).

Adam B. Raff et.al (2013) Os papilomavírus humanos (HPV) infectam os epitélios e podem levar ao desenvolvimento de lesões, algumas das quais com potencial maligno. O HPV tipo 16 (HPV16) é o genótipo mais oncogénico e causa vários tipos de cancro, incluindo os cancros do colo do útero, anal e da cabeça e pescoço. No entanto, apesar da investigação significativa, a nossa compreensão do mecanismo pelo qual o HPV16 se liga às células hospedeiras e entra nelas continua fragmentada. Ao longo de várias décadas, foram descritos muitos receptores e vias de entrada do HPV. Esta revisão contextualiza esses estudos e oferece um modelo de ligação e entrada do HPV16 como um quadro para investigação futura. O nosso modelo sugere que o HPV16 se liga a proteoglicanos de sulfato de heparina

(HSPGs) na superfície da célula epitelial ou na membrana basal através de interacções com a proteína L1 do capsídeo principal. Os receptores de factores de crescimento também podem ser activados através de complexos HSPG/fator de crescimento/HPV16 que iniciam cascatas de sinalização durante as interacções iniciais entre o virião e as células hospedeiras. Após a ligação aos HSPGs, o virião sofre alterações conformacionais, levando à isomerização pela ciclofilina B e à clivagem da proteína do capsídeo menor L2 mediada pela proproteína convertase, que aumenta a exposição do terminal N de L2. Juntamente com a ligação a HSPGs, o HPV16 liga-se a integrinas α6, que iniciam outros eventos de sinalização intracelular. Após estes eventos de ligação primários, o HPV16 liga-se a um recetor específico de L2 recentemente identificado, o heterotetrâmero de anexina A2. Subsequentemente, ocorre a endocitose do HPV16 independente da clatrina, da caveolina, da jangada lipídica, da flotilina, do colesterol e da dinamina. (11)

Yutaka inoue et.al (2014) O objetivo deste estudo é examinar as propriedades físico-químicas da preparação externa, o efeito sobre a permeabilidade da pele e o sentido humano. A formulação do creme de nitrato de miconazol (MCZ-A; nome genérico e MCZ-B, -C, D: genéricos) para medir as propriedades físico-químicas foi efectuada através do teste de permeabilidade cutânea e cada creme foi submetido a espetroscopia de absorção no infravermelho próximo (NIR) e a testes sensoriais humanos. O valor do rendimento foi calculado com base no achatamento da medida e foi de 734,8 dynes/ cm^2 para o MCZ-A, 1198,9 dynes/ cm^2 para o MCZ-B, 461,3 dynes/ cm^2 para o MCZ-C e 3112,3 dynes/ cm^2 para o MCZ-D. A medição da viscoelasticidade e da viscosidade revelou que o MCZ-C tinha um tan delta mais pequeno do que os outros 3 cremes a 250 °C. A espetroscopia de absorção NIR revelou que o MCZ-A tinha o pico de absorção mais elevado devido aos grupos hidroxilo, seguido do MCZ-C,-B e depois do D, com um teor de água de cerca de 56,3%. Os testes sensoriais humanos revelaram diferenças entre MCZ-A e MCZ-C e entre MCZ-B e MCZ-D em termos de espalhabilidade e sensação. Estes resultados indicam que as diferenças no teor de água e óleo e na emulsificação resultaram em diferentes propriedades físicas do creme, tais como achatamento, estrutura interna e viscoelasticidade dinâmica. Espectroscopia de absorção NIR. Que permite a medição não destrutiva das propriedades físico-químicas de uma amostra e a medição da viscoelasticidade e da viscosidade. A medição da viscoelasticidade dinâmica de uma amostra revelou diferenças nas propriedades físicas dos cremes. No teste de permeação cutânea, a quantidade de MCZ-D na pele foi de 7,48 µ/cm^2 para MCZ-A, 5,11/cm^2 para MCZ-B, 12,08/cm^2 MCZ-C e 3,75/cm^2 para MCZ-D. Além disso, uma vez que a disseminação do fármaco é boa em relação à migração cutânea, a capacidade de disseminação está a afetar a potencial transferência dérmica. (30)

Rachit Khullar et.al (2011) Os emulgéis surgiram como um sistema promissor de administração de fármacos hidrofóbicos. O objetivo do estudo foi preparar um emulgel de ácido mefenâmico, um NASAID, utilizando Carbapol 940 como agente gelificante. O óleo de mentha e o óleo de cravo foram utilizados como potenciadores de penetração. A emulsão foi preparada e incorporada numa base de gel. A formulação foi avaliada em termos de estudos reológicos, estudos do coeficiente de espalhamento, força de bioadesão, estudos de irritação cutânea, estudos de libertação in vitro, estudos de libertação ex vivo, atividade anti-inflamatória e atividade analgésica. As formulações F2 e F4 apresentaram uma atividade analgésica e anti-inflamatória comparável à do gel de diclofenac sódico comercializado. Assim, pode concluir-se que o emulgel tópico de ácido mefenâmico possui uma atividade anti-inflamatória e analgésica eficaz.(31)

Vyas L. K et.al (2010) As microesponjas são partículas microdimensionadas altamente porosas com uma capacidade única de conter activos. São biologicamente seguras, mas são simples de produzir, o que as torna atractivas no domínio dos cosméticos. São constituídas por 10 a 25 microns de diâmetro carregadas com um agente ativo. A tecnologia de microesponja oferece aprisionamento de ingredientes e acredita-se que contribui para o aumento da elegância, flexibilidade de formulação aprimorada e estabilidade aprimorada. A tecnologia de microesponja não é irritante, não é tóxica e não é alergénica. A tecnologia de microesponja tem sido explorada para aplicações como a Preparação Anti-blemish. (29)

P D semmmons et. al Br J Vener Dis 1981 Cento e quarenta pacientes do sexo masculino com verrugas ano-genitais foram aleatoriamente afectados a um estudo em dupla ocultação de 100%o e 25%7o de podofilina em tintura de composto de benjoim. Cento e nove pacientes compareceram para um período de vigilância de três meses. Apenas 24 (22%) pacientes ficaram livres de verrugas após o tratamento com podofilina isolada, 12 após o tratamento com podofilina a 1007o e 25%7o. Não se registou uma diferença significativa no número de aplicações necessárias em cada tratamento. Não ocorreu hipersensibilidade nem ulceração química.(14)

Patel JK et.al (2016) O objetivo da presente investigação é formular e avaliar os comportamentos biofarmacêuticos do adesivo de matriz contendo cloridrato de Diltiazem (DH) com uma tentativa de utilização de óleos naturais como potenciadores de permeação para aplicações transdérmicas. O adesivo transdérmico foi preparado utilizando 32 desenhos factoriais completos pela técnica de evaporação de solventes, incorporando propilenoglicol como plastificante e etanol como solvente. A espetroscopia de infravermelhos com transformada de Fourier (FTIR) foi utilizada para estudar a incompatibilidade entre o fármaco e os excipientes, o que revelou a ausência de qualquer tipo de interação química. Os adesivos preparados foram avaliados quanto a parâmetros físico-químicos, tais como resistência à tração, percentagem de alongamento, resistência à dobragem, planicidade, espessura, dureza, variação de peso, percentagem de perda e absorção de humidade, estudo de permeação ex-vivo, estudo de irritação cutânea in-vivo e estudo de estabilidade. Os estudos físico-químicos e de permeação ex-vivo indicaram que o lote A2 contendo HPMC K15M e psílio na proporção de 2:1 foi melhor em comparação com todos os nove lotes de desenhos factoriais. A resistência à tração, a percentagem de alongamento e a resistência à dobragem foram de 4,48 kg/mm2, 21,84±0,335 e 384±3,21, respetivamente, o que revelou boas propriedades mecânicas do penso preparado. A capacidade de reforço da penetração dos óleos naturais (óleo de semente de abóbora, óleo de jojoba, óleo da árvore do chá, óleo de cominho e **óleo de linhaça**) foi determinada através da realização de um estudo ex vivo utilizando a pele de ratos wistar. Foi atingido um fluxo máximo de permeação cutânea em estado estacionário de 239 µg/cm2/h no lote A2 que continha 20% p/p de óleo de sementes de abóbora. Os resultados do fluxo mais elevado revelaram que, em comparação com todos os óleos essenciais, o óleo de sementes de abóbora aumenta a permeação do fármaco através da pele. A cinética de libertação indica que o padrão de libertação foi controlado por difusão e segue a cinética de higuchi e de ordem zero. O estudo de irritação cutânea efectuado em ratos wistar revelou que o adesivo não irritava a pele após 24 horas. O estudo de estabilidade realizado de acordo com as directrizes da ICH mostrou que o penso transdérmico de DH contendo óleo natural era estável em condições aceleradas durante seis meses. Esta investigação sugeriu que as aplicações transdérmicas de DH melhoraram a adesão dos doentes e constituem uma excelente alternativa à administração oral de DH para o tratamento da hipertensão. (22)

Swami Shraddhamayan e et. al (2017) Os papilomavírus humanos são os agentes mais comuns para o desenvolvimento de verrugas cutâneas em cerca de 7-12% dos seres humanos. A Verruca vulgaris é a verruga predominante, embora não sejam raros outros tipos, como as verrugas planas e as verrugas planas. Embora se trate de uma doença auto-limitada, a sua resolução demora, em média, cerca de 1 a 2 anos, durante os quais a pessoa afetada sofre de desfiguração estética, frequentemente associada a dor, e continua a ser uma fonte potente de transmissão a outras pessoas. Assim, é essencial eliminar a doença o mais rapidamente possível. Neste estudo, 200 doentes que sofriam de verrugas cutâneas foram tratados com medicamentos homeopáticos para ver se este tratamento pode melhorar a doença mais cedo. Após um aconselhamento adequado, de acordo com as directrizes do comité de ética institucional, todos os dados demográficos dos doentes foram registados juntamente com a história, o tipo de verruga e outros achados clínicos. Neste estudo, foram utilizados três medicamentos homeopáticos (Thuja oc. 1000, Dulcammara 1000 e Nat. Mur 1000), que foram administrados por via oral. No tipo comum com queratose distinta, foi administrado Thuja; na variedade palmeira e sola, Nat. Mur. E noutros tipos clínicos foi administrado Dulcammara'. Em 88% dos casos, a remissão começou dentro de 1 mês e a remissão completa foi observada em 3 meses. Registou-se uma resposta tardia em 12 casos e os restantes 12 casos interromperam o tratamento. O resultado deste estudo foi muito encorajador. Não só previne a propagação da doença como também proporciona um alívio imenso às verrugas.(26)

Amuthan A, Dhaselvin Innocent et.al (2015) As verrugas cutâneas (não genitais) são uma proliferação epitelial benigna causada pela infeção com o papilomavírus humano (HPV) 1,2,3 e 4 e a crioterapia com ácido salicílico é o tratamento mais popular. Ao mesmo tempo, podem causar dor, cicatrizes e têm elevadas taxas de insucesso e de recrudescência. De acordo com a literatura médica tradicional indiana (Ayurveda e siddha), as verrugas são tratadas eficazmente com numerosas fórmulas herbáceas aderentes a minerais que seguem o princípio da cauterização química. O presente relatório relata três casos de verrugas tratadas eficazmente com kaalaanikalimpu, um medicamento Sidhha. Todos os três eram adultos saudáveis, fisicamente activos, de meia-idade, com antecedentes de verrugas cutâneas na mão. As verrugas tinham voltado a aparecer depois de terem sido tratadas com ácido salicílico ou com um remédio caseiro tomado como automedicação. Um total de 3-5 aplicações tópicas diárias de kaalaanikalimpu levou à remoção completa de todas as verrugas. Para acelerar o processo de cicatrização da ferida sem cicatrizes e evitar a superinfeção no local tratado, foi utilizado simultaneamente o óleo de ervas kaya thirumeniennai. O aparecimento de uma aparência normal demorou cerca de 10 a 20 dias. Kaalaanikalimpu deve ser mais investigado em estudos de controlo para determinar a sua eficácia no tratamento de verrugas comuns.(18)

<u>**Material e método**</u>

Preparação da amostra (formulação)

Tomar um óleo de limão e um óleo de linhaça

Misturar o óleo de limão 2,5 ml e o óleo de linhaça 7 ml

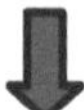

A amostra é transferida para o contentor

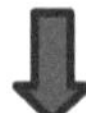

Em seguida, deixar a amostra na câmara de estabilidade durante 3 meses em temperatura acelerada (40°C ± 2°C/75% RH ± 5% RH)

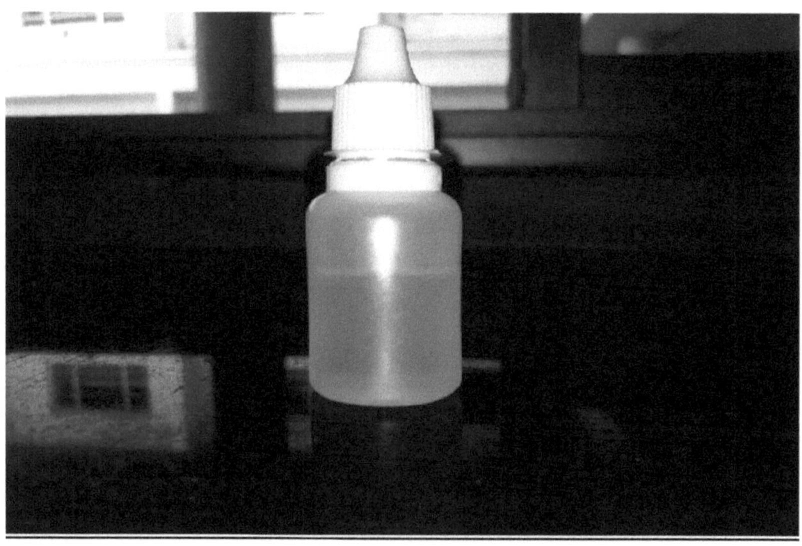

Estado de conservação:

Estudo	Estado de armazenamento	Período mínimo abrangido pela apresentação de dados
Longo prazo	25°C ± 2°C/60% RH ± 5% RH ou 30°C ± 2°C/65% RH ± 5% RH	12 meses
Intermediário	30°C ± 2°C/65% RH ± 5%RH	6 meses
Acelerado	**40°C ± 2°C/75% RH ± 5% RH**	**6 meses / 3 meses**

(15)

Método

Um ensaio clínico aleatório, controlado por placebo:

Este estudo de ensaio clínico é selecionado em pessoas (com mais de 10 anos) que vivem na cidade de Shirpur, em Maharashtra, e que
tinham verrugas na pele em 2018

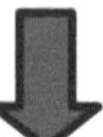

Os critérios de inclusão incluíam pessoas que não tinham recebido qualquer medicamento para o tratamento de verrugas nos últimos dois meses

Os critérios de exclusão incluíram gravidez, contraindicação de contraceptivos orais e cancro

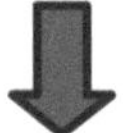

Foi obtido   um consentimento informado por escrito do sujeito ou dos seus pais para participar no estudo.

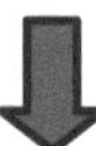

Este estudo foi efectuado com a ajuda de um médico ayurvédico

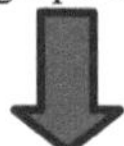

O tamanho da amostra será de 50 pacientes, 25 pessoas no grupo da formulação ayurvédica e 25 no grupo do placebo

os participantes foram divididos aleatoriamente em dois grupos utilizando uma amostragem de 4 blocos.

Foram tiradas fotografias das verrugas do grupo de intervenção com uma câmara digital

depois a formulação foi aplicada na pele da verruga e instruiu o paciente a repeti-la durante um mês

Todas as fases do grupo de intervenção foram semelhantes às do grupo placebo

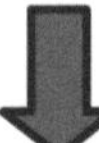

O placebo foi utilizado apenas com óleo de linhaça

O estado das verrugas dos doentes em ambos os grupos foi examinado
uma semana e um mês depois pelo médico em termos de
melhoria ou ausência de melhoria

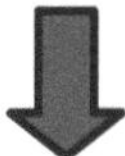

Os dados foram analisados com recurso ao software SPSS versão 18, teste do qui-quadrado,
Teste exato de Fisher, teste de Mann-Whitney e ANOVA para medidas repetidas

(1)

Formulário de informação do doente

Género masculino/feminino

Idade

Local da verruga (assinalar de forma adequada)

o   Mão

o   Mão e rosto

o   Mãos e pés

Uma semana após o tratamento

o   Alterações

o   Não alterado

Uma semana após o tratamento

o   Removido

o   Não removido

Total Número de verrugas antes do tratamento _____

Total Número de verrugas após o t r a t a m e n t o ______

Lista de materiais utilizados

1.   Reagentes e produtos químicos

Quadro n.º Lista de reagentes e produtos químicos utilizados

N.º Sr.	Química	Grau
1	Óleo de limão	LOBA Chemie
2	Óleo de linhaça	LOBA Chemie
3	Metanol	HPLC
4	Acetato de etilo	AR
5	Éter de petróleo	AR
6	Hidróxido de potássio	AR
7	Indicador de fenolftaleína	AR

8	Etanol	AR
9	Éter dietílico	AR
10	Ácido clorídrico	AR
11	Metabissulfato de sódio	AR
12	Tolueno	AR

2.   Instrumentos

Tabela nº: Lista de instrumentos utilizados

UV	Shimadzu UV 1700, Japão
IR	Perkin Elmer, EUA
Refratómetro	Cyberlab
Forno de ar quente	Eletrónica Pathak
GC-MS	Modelo: Accu TOF GCV Marca do MS: Jeol

3. Lista de medicamentos a granel obtidos como amostra de oferta

Sr.no.	Nome	Amostra obtida de
1	Óleo de limão	LOBA Chemie
2	Óleo de linhaça	LOBA Chemie

Experimental de caraterização

1) Valor de acidez:

O índice de acidez é o número que exprime, em miligramas, a quantidade de hidróxido de potássio necessária para neutralizar os ácidos livres presentes em 1 g da substância.

Procedimento:

Salvo indicação em contrário na monografia individual, dissolver cerca de 10 g do óleo de limão + óleo de linhaça em análise, pesados com exatidão, em 50 ml de uma mistura de volumes iguais de etanol (95%) e éter, previamente neutralizada com hidróxido de potássio 0,1 M até à solução de fenolftaleína. Se a amostra não se dissolver no solvente frio, ligar o balão a um condensador de refluxo e aquecer lentamente, com agitação frequente, até que a amostra se dissolva. Adicionar 1 ml de solução de fenolftaleína e titular com hidróxido de potássio 0,1 M até que a solução permaneça ligeiramente rosada após agitação durante 30 segundos. Calcular o índice de acidez a partir da expressão.

Valor ácido= 5,61 n/w

Onde, n= o número de ml de hidróxido de potássio 0,1 M necessários; W= o peso, em g, da substância óleo de limão + óleo de linhaça. (19)

2) Índice de saponificação:

O índice de saponificação é o número de miligramas de hidróxido de potássio necessário para neutralizar os ácidos livres e saponificar os ésteres presentes em 1g de substância.

Procedimento:

Salvo indicação em contrário na monografia individual, introduzir cerca de 2 g de óleo de limão e de óleo de linhaça da substância em análise, pesados com exatidão, num balão de 200 ml de vidro borossilicato equipado com um condensador de refluxo. Adicionar

25,0 ml de hidróxido de potássio etanólico 0,5 M e um pouco de pó de pedra-pomes e ferver sob refluxo em banho-maria durante 30 minutos. Adicionar 1 ml de solução de fenolftaleína e titular imediatamente com ácido clorídrico 0,5 M (**a** ml). Efetuar uma titulação em branco, omitindo a substância em análise (**b** ml). Calcular o índice de saponificação a partir da expressão.

Índice de saponificação= 28,05 (b-a)/w

Onde, w= peso, em g, da substância. (19)

3)   Valor de iodo:

O índice de iodo é o número que exprime, em gramas, a quantidade de halogéneo, calculada como iodo, que é absorvida por 100 g da substância nas condições descritas. Pode ser determinado por qualquer um dos seguintes métodos.

Procedimento:

(Métodos dos monocloretos de iodo ou método de Wijs)

Colocar uma quantidade rigorosamente pesada da substância óleo de limão + óleo de linhaça em análise num balão de iodo seco de 500 ml. Exame num balão de iodo seco de 500 ml, adicionar 10 ml de tetracloreto de carbono e dissolver. Adicionar 20 ml de solução de monocloreto de iodo, tapar o frasco e deixar repousar no escuro a uma temperatura compreendida entre 15^0 e 25^0 durante 30 minutos. Colocar 15 ml de solução de iodeto de potássio na tampa do copo, retirar cuidadosamente a rolha, lavar a rolha e as paredes do frasco com 100 ml de água, agitar e titular com tiossulfato de sódio 0,1 M utilizando como indicador a solução de amido, adicionada no final da titulação. Anotar o número de ml necessários (a). Repetir a operação sem a substância examinada e anotar o número de ml necessário (b).

Calcule o valor de iodo a partir da expressão

Índice de iodo= 1,269 (b-a)/w

Onde, w= peso em g, da substância óleo de limão e óleo de linhaça

O peso aproximado, em g, da substância a tomar pode ser calculado dividindo 20 pelo valor mais elevado de iodo previsto. Se mais de metade do halogéneo disponível for absorvido, o ensaio deve ser repetido com uma quantidade menor da substância.(19)

Tabela

Valor presumido de iodo	Quantidade de substância (g)
Menos de 20	1.0
21 a 60	0,25 a 0,5
61 a 100	0,15 a 0,25
Mais de 100	0,10 a 0,15

(19)

4)   Índice de refração (RI)

O índice de refração (n) de uma substância em relação ao ar é a relação entre o seno do ângulo de incidência e o seno do ângulo de refração de um feixe de luz que passa do ar para a substância. Varia com o comprimento de onda da luz utilizada na sua medição. Salvo indicação em contrário na monografia individual, o índice de refração, medido a $20^0 \pm 0,5^0$ com referência ao comprimento de onda da linha D do sódio ($\lambda = 589,3$nm). A temperatura deve ser cuidadosamente ajustada e mantida, uma vez que o índice de refração varia significativamente com a temperatura.

O refratómetro de Abbe é conveniente para a maioria das medições do índice de refração, mas podem ser utilizados outros refractómetros de precisão igual ou superior. Os refractómetros comerciais são normalmente construídos para utilização com luz branca, mas são calibrados para dar o índice de refração em termos da linha D do sódio. O aparelho é fornecido para controlar a temperatura das medições. As instruções de fabrico relativas à fonte de luz adequada devem ser seguidas, sem prejuízo das indicações dadas na farmacopeia. Para obter precisão, o aparelho deve ser calibrado com água destilada que tenha um índice de refração de 1,3325 a 25^0 ou com o líquido de referência indicado no quadro seguinte. (19)

Tabela

Líquido de referência		Coeficiente de temperatura $\Delta n/\Delta f$
Tetracloreto de carbono	1.4603	-0.00057
Tolueno	1.4969	-0.00056
α-Metilnaftaleno	1.6176	-0.00048

(19)

## 5)	FT-IR

Os espectrofotómetros de infravermelhos são utilizados para registar espectros na região de 400 cm^{-1} a 670 cm^{-1} (2,5 μm a 15 μm) ou, em alguns casos, até 200 cm^{-1} (50 μm). Os espectrofotómetros com transformada de Fourier utilizam radiação policromática e calculam o espetro no domínio da frequência a partir dos dados originais por transformação de Fourier. Podem também ser utilizados espectrofotómetros equipados com um sistema ótico capaz de produzir radiação monocromática na região de medição. Normalmente, o espetro é dado em função da transmitância, o quociente entre a intensidade da radiação transmitida e a da radiação incidente.

A absorvância (A) é definida como o logaritmo, na base 10, do recíproco da transmitância (T):

$$A = \log_{10}\left(\frac{1}{T}\right) = \log_{10}\left(\frac{I_0}{I}\right)$$

$T = I/I_0,$

I_0 = intensidade da radiação incidente

I = intensidade da radiação transmitida

Para registo por transmissão ou absorção

Preparar a substância por um dos seguintes métodos.

41

Líquidos

Examinar um líquido numa película entre duas placas transparentes à radiação infravermelha ou numa célula de comprimento de trajeto adequado, também transparente à radiação infravermelha.

Líquido ou sólido em solução:

Preparar uma solução com um solvente adequado. Escolher uma concentração e um comprimento de trajetória da célula que proporcionem um espetro satisfatório. Em geral, obtêm-se bons resultados com uma concentração de 0,1% p/v a 10,0% p/v para um comprimento de trajetória de 0,5 mm a 0,1 mm. A absorção devida ao solvente é compensada colocando no feixe de referência uma célula semelhante que contenha o solvente utilizado.

Procedimento

1.　Assinar no caderno.

2.　Ligar o computador e iniciar sessão.

3.　Ligar a alimentação do instrumento e aguardar até que a inicialização seja bem sucedida. No pequeno painel do instrumento, "Perkin Elmer Spectrum 100 Series" será mostrado se a inicialização for bem sucedida, caso contrário, venha ver Jianhua primeiro.

4.　Limpar o suporte de amostras com acetona e toalhetes Kimwipes, tendo o cuidado de não salpicar a acetona para o instrumento.

5.　Iniciar o software "spectrum" no ambiente de trabalho com o nome de utilizador "Analyst" e a palavra-passe "analyst" e, em seguida, selecionar "Spectrum 100"

6.　Selecionar o botão "Instrument setup", aparece a caixa de diálogo "Scan and Instrument Setup", introduzir o nome da amostra, o intervalo de varrimento (o limite do intervalo é 650-4500 cm-1) e o número de varrimento.

7.　Clicar no botão "back ground" para recolher informações sobre o grupo anterior do suporte de amostras.

8.　Coloque a sua amostra no suporte de amostras. Se a amostra for líquida, pode avançar e premir "Apply" (Aplicar) e depois "Start" (Iniciar) para recolher o espetro. Se a amostra for sólida, clique primeiro no botão "monitor" na caixa de diálogo "Scan and Instrument Setup" e, em seguida, baixe o braço de pressão, através da caixa de diálogo "monitor" para monitorizar a pressão total aplicada à amostra, defina o "Force Gauge" para cerca de 80 e, em seguida, clique em "finish". Prima "Apply" (Aplicar) e, em seguida, "Start" (Iniciar) para recolher o espetro.

9.   Processamento de dados: Etiqueta de picos: Selecionar "view" no menu e, em seguida, "label peaks". Se pretender etiquetar um pico especial, seleccione "view cursor vertical continuous", mova o cursor para o pico pretendido e, em seguida, seleccione "label cursor". Guardar dados: pode guardar os seus dados como ASCII através de "Ficheiro "Guardar como" e selecionar ASCII (ASC) como tipo de gravação.

10.   Desligar o software, desligar o computador e desligar o instrumento. Certifique-se de que limpa completamente o suporte de amostras antes de sair.(19)

6)   UV

A espetroscopia ultravioleta-visível ou espetrofotometria ultravioleta-visível (UV- Vis ou UV/Vis) refere-se à espetroscopia de absorção ou à espetroscopia de reflexão em parte do ultravioleta e em todo o espetro visível adjacente. Isto significa que utiliza luz nas gamas visível e adjacente. A absorção ou reflectância na gama do visível afecta diretamente a cor percebida dos produtos químicos envolvidos. Nesta região do espetro eletromagnético, os átomos e as moléculas sofrem transições electrónicas. A espetroscopia de absorção é complementar à espetroscopia de fluorescência, na medida em que a fluorescência trata das transições do estado excitado para o estado fundamental, enquanto a absorção mede as transições do estado fundamental para o estado excitado (32)

Procedimento

1.   Ligar o espetrómetro UV-Vis e deixar as lâmpadas aquecer durante um período de tempo adequado (cerca de 20 minutos) para as estabilizar.

2.   Encher uma cuvete com o solvente da amostra e verificar se o exterior está limpo. Isto servirá como um branco e ajudará a contabilizar as perdas de luz devidas à dispersão ou absorção pelo solvente.

3.   Colocar a cuvete no espetrómetro. Alinhar corretamente a cuvete, pois muitas vezes a cuvete tem dois lados, que se destinam ao manuseamento (podem ter ranhuras) e não à passagem da luz.

4.   Efetuar uma leitura para o branco. A absorvância deve ser mínima, mas qualquer absorvância deve ser subtraída de amostras futuras. Alguns instrumentos podem armazenar os dados do branco e efetuar a subtração automaticamente.

7)   GC-MS

Procedimento

1.   Preparar a amostra num frasco com tampa de septo. A concentração necessária depende do tipo de método analítico que está a ser utilizado e situa-se normalmente na gama micromolar a milimolar.

2.   Coloque a sua amostra no alimentador de amostras. Note que o número da posição aumenta de dentro para fora.

3.   Abrir o programa GCMS, se ainda não estiver aberto.

4.   Determinar se a máquina está ou não a executar uma amostra. Se houver uma barra/janela amarela destacada na parte inferior do ecrã, a máquina está a executar uma amostra.

5.   Se a máquina estiver a executar uma amostra, clique no botão "Editar" na parte destacada para abrir a Tabela de registo de amostras. Se a máquina não estiver a executar uma amostra, aceda ao menu pendente "Sequence" (Sequência) e clique em "Edit Sequence" (Editar sequência). Isto abre a tabela de registo de amostras.

6.   Preencha as informações da sua amostra em todas as colunas e clique em "OK" na parte inferior quando tiver terminado. Type": o que está a ser processado (normalmente uma amostra) - "Vial": número da localização no alimentador de amostras - "Sample": nome da sua amostra - "Method/Keyword": Método GCMS a ser utilizado (consultar a tabela de métodos). Se nenhum for adequado, contactar o pessoal do CBIC sobre a criação de um método personalizado. - "Data File": trata-se de metadados para o sistema, com a mesma informação que "Sample". Não use pontuação ou caracteres especiais. Comment/KeywordString": comentários sobre a sua amostra - As restantes colunas podem ser deixadas por defeito.

7.   Se a máquina estiver atualmente a executar uma amostra, já terminou e a sua amostra está agora na fila de espera. Se não estiver a executar uma amostra, para executar a sua experiência, vá ao menu pendente "Sequence" (Sequência) e seleccione "Run Sequence" (Executar sequência). Preencha as informações adequadas na janela de contexto, se for caso disso, e seleccione "Run Sequence" (Executar sequência).

8.   Depois de a amostra ser carregada pelo alimentador de amostras, aparece uma janela a perguntar se pretende anular o atraso do solvente. Seleccione "No" (Não). Se o fizer, o tempo

de vida do filamento GCMS será reduzido.

9.   Para guardar os dados, abra "GCMS Data Analysis" e clique em "File "Export Data To CSV File". Este tipo de ficheiro é compatível com a maioria dos processadores de dados. (33)

8)   Densidade

A densidade ($\square$) é uma propriedade física elementar da matéria. Para um objeto homogéneo, é definida como a razão entre a sua massa (m) e o seu volume (V)

Equação: m

$$v \ (19)$$

Resultados e discussão

Estudo clínico

Os resultados deste estudo mostraram que não houve diferença significativa entre os dois grupos em termos de género e localização das verrugas (P > 0,05). Em termos de alterações na primeira semana após a intervenção, os resultados mostraram que em 72% dos doentes do grupo de intervenção as verrugas foram alteradas, mas o grupo de controlo (grupo placebo) não apresentou alterações. Além disso, no seguimento um mês após a intervenção, 92% das verrugas no grupo de intervenção foram removidas, enquanto no grupo de controlo as verrugas não foram removidas (P = 0,0001). Com base na ANOVA para os dados repetidos, o número médio de verrugas antes, uma semana e um mês após a intervenção no grupo de intervenção foi de 6,0 ± 5,1, 1,9 ± 2 e no grupo de controlo foi de 5,3 ± 5,1, 5,4 ± 5,0 e 5,5 ± 4,9, respetivamente (P = 0,009). Além disso, com base no teste t, o número médio de verrugas numa semana e um mês após a intervenção em ambos os grupos foi significativamente diferente (P = 0,0001).

O principal objetivo deste estudo foi determinar o efeito terapêutico da aplicação tópica de óleo ayurvédico nas verrugas dérmicas. A este respeito, este método é importante porque nenhum dos métodos de tratamento utilizados para remover as verrugas dérmicas foi completamente eficaz. Além disso, o tratamento das verrugas dérmicas tem mais complicações, ao passo que o tratamento com óleo ayurvédico seria mais económico e teria menos complicações. Os nossos resultados mostraram que, na primeira semana após a intervenção, em 72
% dos doentes do grupo de intervenção sofreram alterações nas verrugas; no entanto, não se verificou qualquer alteração no estado das verrugas no grupo de controlo. No grupo de intervenção, 92 % das verrugas foram removidas um mês depois, ao passo que no grupo de controlo não desapareceram quaisquer verrugas. Além disso, no grupo de intervenção, o número médio de verrugas uma semana e um mês após o tratamento diminuiu significativamente em comparação com o grupo do placebo. Não foram observados efeitos secundários nos participantes do estudo. Neste estudo, observámos que, no grupo de inversão, alguns tecidos da superfície da verruga se tornaram necróticos e, finalmente, toda a verruga se tornou necrótica e foi removida sem deixar cicatriz; por conseguinte, podemos dizer que as verrugas cutâneas melhoraram por um mecanismo semelhante.

Tabela 1. Distribuição de Frequência das Variáveis nos Grupos de Intervenção e Controlo

Variáveis	Grupo de intervenção	Grupo de controlo	Valor P
Género			
Masculino	16	9	0.15
Feminino	09	16	
Idade	25.32±2.6	25.64±2.6	
Local das verrugas			
Mão	7	6	0.33
Mão e rosto	10	11	
Mãos e pés	9	8	
Uma semana após o tratamento			
Alterado	18	0	0.001
Não alterado	7	25	
Um mês após o tratamento			
Removido	23	0	0.001
Não removido	02	25	

Os valores são apresentados como número (%) ou média ± DP.

Tabela 2. Comparação do número médio de verrugas nos dois grupos

Estágio	Grupo de intervenção	Grupo de controlo	Valor P
Antes de	6.0 ± 5.1(4)	5.3 ± 5.1(2)	0.43
Após uma semana	1.9 ± 1.2 (1)	5.4± 5.0 (3)	0.002
Após um mês	0.4 ± 0.7 (0)	5.5±4.9 (3)	0.001

Os valores são apresentados como média ± DP (Mediana)

Grupo de intervenção

sr	Género	idade	Local das verrugas			Uma semana após o tratamento		Um mês após o tratamento	
			mão	mão e rosto	mãos e pés	Alterações	nenhuma alteração	Removido	não removido
1	Masculino	25		Sim		Alterações		Removido	
2	Masculino	27	Sim			Alterações		Removido	
3	Masculino	21			Sim	Alterações		Removido	
4	Masculino	26		Sim		Alterações		Removido	
5	Masculino	28			Sim		nenhuma alteração		não removido
6	Masculino	29	Sim			Alterações		Removido	
7	Masculino	23			Sim	Alterações		Removido	
8	Masculino	25		Sim		Alterações		Removido	
9	Masculino	23	Sim			Alterações		Removido	
10	Masculino	25		Sim			nenhuma alteração	Removido	
11	Masculino	24			Sim	Alterações		Removido	
12	Masculino	21	Sim				nenhuma alteração	Removido	
13	Masculino	25		Sim		Alterações		Removido	
14	Masculino	27			Sim		nenhuma alteração	Removido	
15	Masculino	26	Sim			Alterações		Removido	
16	Masculino	27		Sim		Alterações		Removido	
17	Feminino	27			Sim		nenhuma alteração	Removido	
18	Feminino	19	Sim			Alterações		Removido	
19	Feminino	31		Sim		Alterações		Removido	
20	Feminino	27			Sim		nenhuma alteração		não removido
21	Feminino	28			Sim	Alterações		Removido	
22	Feminino	27		Sim		Alterações		Removido	
23	Feminino	21	Sim			Alterações		Removido	
24	Feminino	25		Sim	Sim	Alterações		Removido	

							nenhuma alteração	Removido	
5	Feminino	26	Sim						

Grupo de controlo

sr	Género	idade	Local das verrugas			Uma semana após o tratamento		Um mês após o tratamento	
			mão	mão e rosto	mãos e pés	Alterações	nenhuma alteração	Removido	não removido
26	Masculino	25		Sim			nenhuma alteração		não removido
27	Masculino	28	Sim				nenhuma alteração		não removido
28	Masculino	29			Sim		nenhuma alteração		não removido
29	Masculino	31		Sim			nenhuma alteração		não removido
30	Masculino	25			Sim		nenhuma alteração		não removido
31	Masculino	26	Sim				nenhuma alteração		não removido
32	Masculino	27			Sim		nenhuma alteração		não removido
33	Masculino	30		Sim			nenhuma alteração		não removido
34	Masculino	29	Sim				nenhuma alteração		Não removido
35	Feminino	24		Sim			nenhuma alteração		não removido
36	Feminino	25			Sim		nenhuma alteração		não removido
37	Feminino	21	Sim				nenhuma alteração		não removido
38	Feminino	22		Sim			nenhuma alteração		não removido
39	Feminino	23			Sim		nenhuma alteração		não removido
40	Feminino	20	Sim				nenhuma alteração		não removido
41	Feminino	25		Sim			nenhuma alteração		não removido
42	Feminino	26			Sim		nenhuma alteração		não removido

43	Feminino	32	Sim				nenhuma alteração		não removido
44	Feminino	24		Sim			nenhuma alteração		não removido
45	Feminino	26			Sim		nenhuma alteração		não removido
46	Feminino	23			Sim		nenhuma alteração		não removido
47	Feminino	25		Sim			nenhuma alteração		não removido
48	Feminino	26		Sim			nenhuma alteração		não removido
49	Feminino	26		Sim	Sim		nenhuma alteração		não removido
50	Feminino	23		Sim			nenhuma alteração		não removido

	Grupo de inervação	Grupo de controlo	Valor P
Antes de	6	5.3	0.43
Após uma semana	1.9	5.4	0.002
Após um mês	0.4	5.5	0.001

Número de

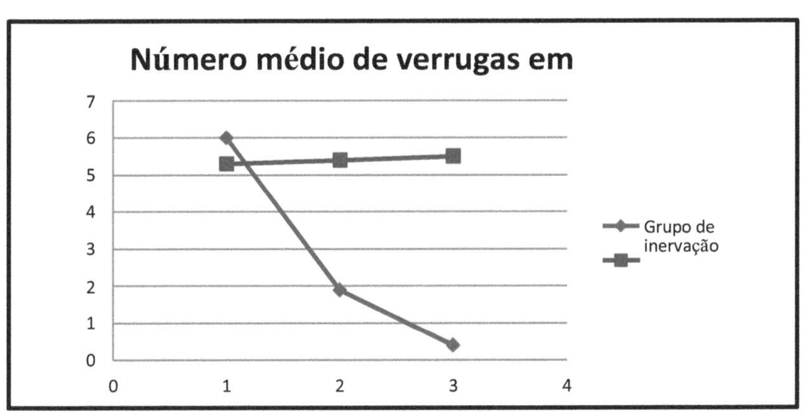

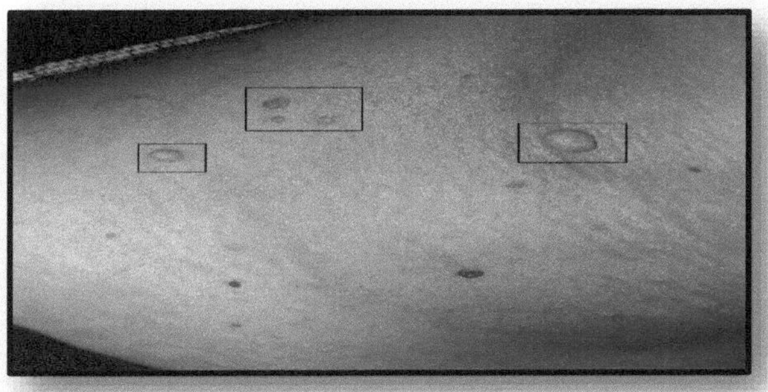

Antes de

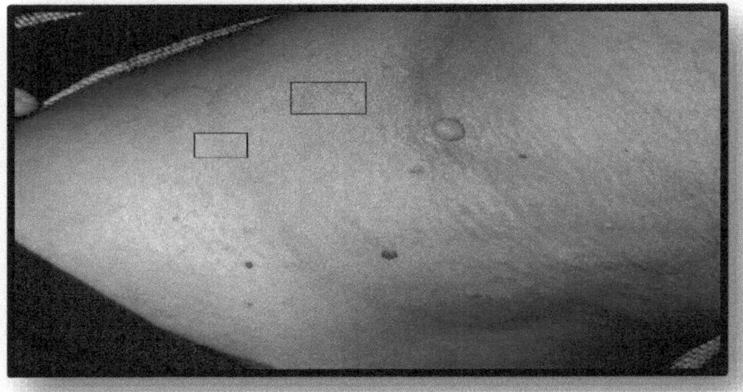

Depois de

<u>**Caracterização da formulação**</u>

Valor de acidez	**0,5 a 0,6**
Índice de saponificação	**27.22 a 25.29**
Valor de iodo	**27,72 para 13,45**
Índice de refração	**1,475 a 1,476**
Densidade	**1.018g**

<u>**FT-IR**</u>

óleo de limão e óleo de linhaça FT- IR

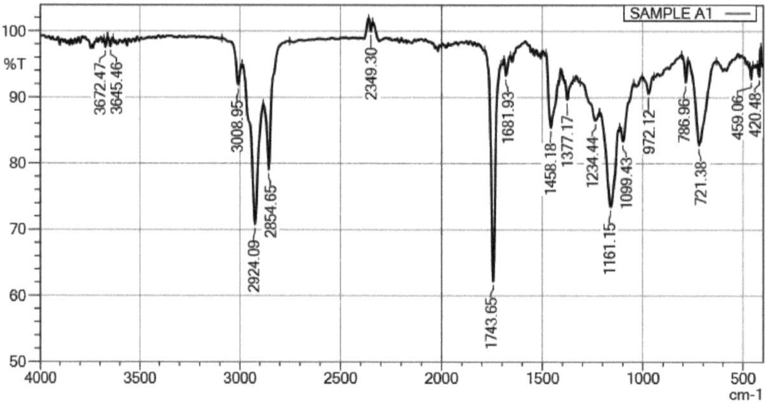

Fig.1

Grupo funcional	Gama standard	Gama de formulações
Anidrido C=O	1750-1818	1743
Alceno C-H	3000-2840	2924
Ácido C-O	1300-1000	1161
Alkene Stretch	1000-650	721
Aldeído CH	3000-2840	2854
Alceno	1500-1400	1458

Mostra a presença de anidrido (C=O), alceno (C-H), ácido C-O, alceno estiramento aldeído CH, ligação alceno presente na amostra.

Descreve que a amostra é estável e confirma a sua estabilidade.

óleo de limão UV

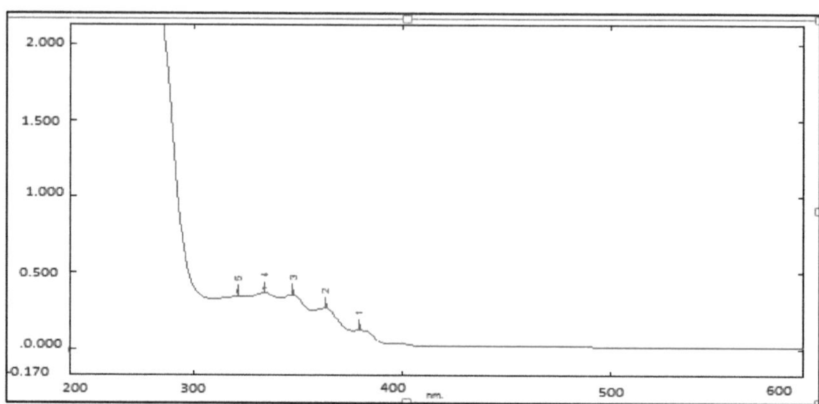

Figura 1: O óleo de limão apresenta uma absorvância máxima a 334 nm e também a 314 nm

Antes da estabilidade do óleo de linhaça UV

Óleo de linhaça UV

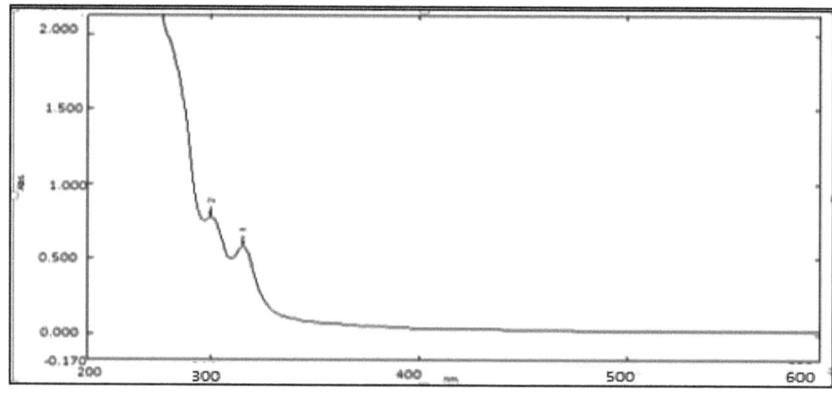

Figura 2: O óleo de linhaça apresenta uma absorvância máxima a (λ max=314 nm e λ max= 300 nm)

óleo de limão 0,5 + óleo de linhaça 0,5 UV

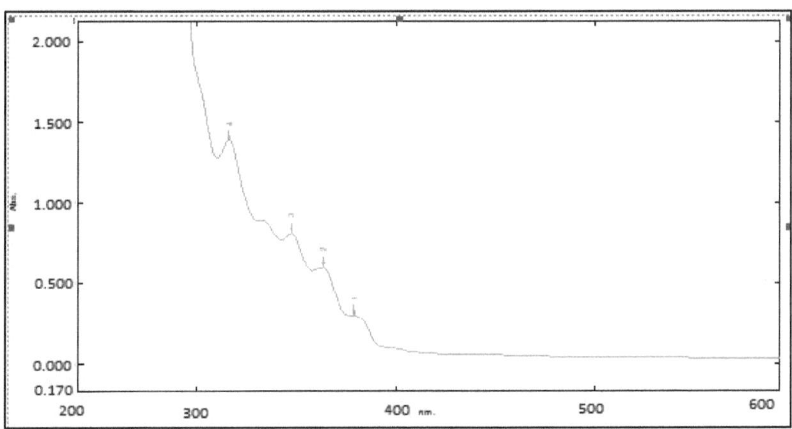

Figura 3: Este espetro de UV mostra a interação de ambos os óleos de limão (λ max=334 nm,

314 nm) e óleo de linhaça (λ max=314 nm)

<u>GC-MS</u>

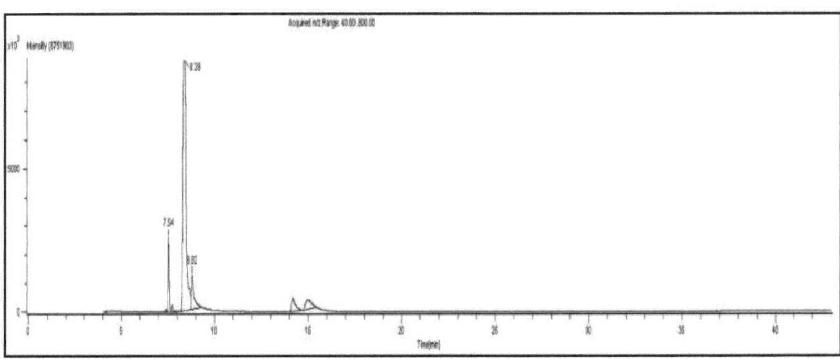

Fig.1

Peak#	Time [min]	Type	Peak Width(FWHM) [min]	Area [Intens. * sec]	Height	Description	Start Point		End Point	
							Time[min]	Height	Time[min]	Height
1	4.17	BB	0.2765	235561.74	23393.15		4.07	72	4.40	27057
2	7.37	BV	0.0737	448599.87	97860.02		7.20	1809	7.45	5636
3	7.54	VV	0.0656	10900208.13	2577719.55		7.45	5636	7.66	8946
4	7.73	VB	0.0760	1352133.65	241995.65		7.66	8946	7.99	14118
5	8.38	BV	0.1700	102603337.12	8686186.22		8.21	46764	8.74	107670
6	8.82	VB	0.1154	11532710.96	1188240.09		8.74	107670	9.32	173911
7	14.18	BB	0.2215	6738789.53	451637.49		14.01	7377	14.68	68748
8	14.97	BB	0.3893	7031168.65	334121.91		14.75	66693	15.43	170519
9	42.61	BB	0.4281	370884.90	15171.04		42.36	37790	43.00	20610

<u>**Estudo de estabilidade**</u>

	1º mês	2º mês	3º mês
Valor de acidez	0.2.5 a 0.2.6	0,4 a 0,5	0,4 a 0,5
Índice de saponificação	29,22 a 24,56	27,22 a 22,56	29,22 a 22,25
Valor de iodo	27,89 para 13,37	27,19 a 13,65	26,42 para 13,62
Índice de refração	1,478 a 1,479	1,474 a 1,477	1,475 a 1,476
Densidade	1.016g	1.08g	1.021g

1.   Valor de acidez

A partir da figura acima, o estudo de estabilidade do valor de acidez indica que o valor de acidez foi encontrado como 0,2,5 a 0,2,6, 0,4 a 0,5, 0,4 a 0,5, o que indica que o produto formulado estava a mostrar uma melhor estabilidade acelerada.(19)

2.   Índice de saponificação

A partir da figura acima, o estudo de estabilidade do valor de saponificação indica que o valor de saponificação foi encontrado como 29,22 a 24,56, 27,22 a 22,56, 29,22 a 22,25, o que indica que o produto formulado estava a mostrar uma melhor estabilidade acelerada.(19)

3.   Valor de iodo

A partir da figura acima, o estudo de estabilidade do valor de iodo indica que o valor de iodo foi encontrado como 27,89 a 13,37, 27,19 a 13,65, 26,42 a 13,62, o que indica que o produto formulado estava a mostrar uma melhor estabilidade acelerada.(19)

4. Índice de refração

A partir da figura acima, o estudo de estabilidade do índice de refração indica que o índice de refração foi encontrado como 1,478 a 1,479, 27,1,474 a 1,477, 26. 1.475 a 1,476, o que indica que o produto formulado apresentou melhor estabilidade acelerada.(19)

5. Densidade

A partir da figura acima, o estudo de estabilidade da densidade indica que a densidade foi encontrada como 1,016g, 1,08g, 1,021g, o que indica que o produto formulado estava a mostrar uma melhor estabilidade acelerada.(19)

Estabilidade no primeiro mês da amostra de óleo de limão e de óleo de linhaça IR

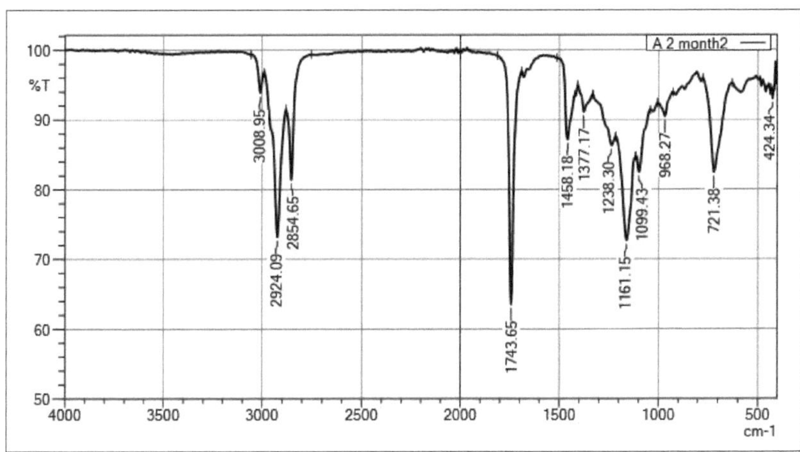

Fig.2

Grupo funcional	Gama standard	Gama de fórmulas
Anidrido C=O	1750-1818	1743
Alceno C-H	3000-2840	2924
Ácido C-O	1300-1000	1161
Alkene Stretch	1000-650	721
Aldeído CH	3000-2840	2854

Alceno	1500-1400	1458

Mostra a presença de anidrido (C=O), alceno (C-H), ácido C-O, alceno estiramento aldeído CH, ligação alceno presente na amostra.

Descreve que a amostra é estável e confirma a sua estabilidade.

Estabilidade no segundo mês da amostra de óleo de limão e de óleo de linhaça IR

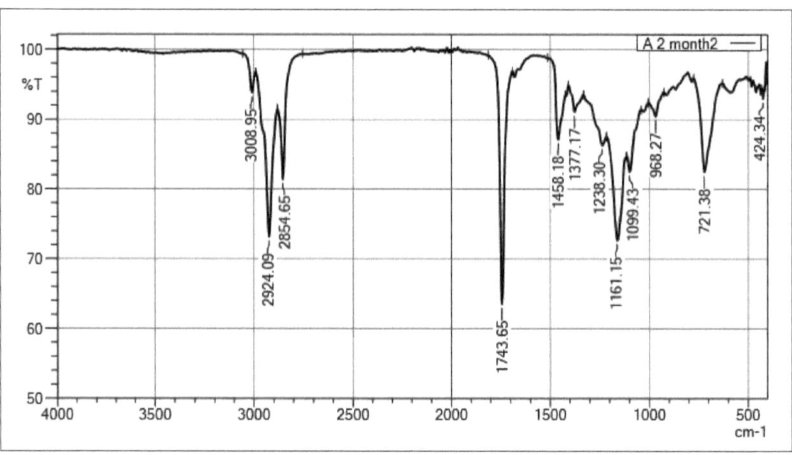

Fig.3

Grupo funcional	Gama standard	Gama de formulações
Anidrido C=O	1750-1818	1743
Alceno C-H	3000-2840	2924

Ácido C-O	1300-1000	1161
Alkene Stretch	1000-650	721
Aldeído CH	3000-2840	2854
Alceno	1500-1400	1458

Mostra a presença de anidrido (C=O), alceno (C-H), ácido C-O, alceno estiramento aldeído CH, ligação alceno presente na amostra.

Descreve que a amostra é estável e confirma a sua estabilidade.

Estabilidade no terceiro mês da amostra de óleo de limão e de óleo de linhaça IR

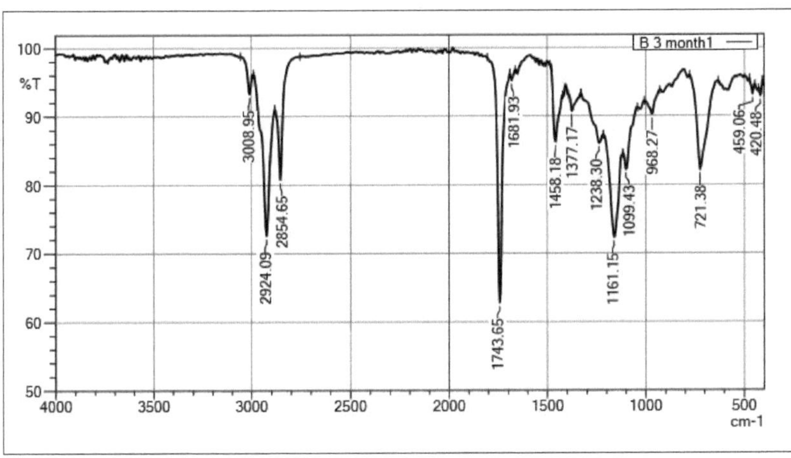

Fig.4

Grupo funcional	Gama standard	Gama de formulações
Anidrido C=O	1750-1818	1743
Alceno C-H	3000-2840	2924
Ácido C-O	1300-1000	1161
Alkene Stretch	1000-650	721
Aldeído CH	3000-2840	2854
Alceno	1500-1400	1458

Mostra a presença de anidrido (C=O), alceno (C-H), ácido C-O, alceno estiramento aldeído CH, ligação alceno presente na amostra.

Descreve que a amostra é estável e confirma a sua estabilidade.

estabilidade no primeiro mês da amostra de óleo de limão e de óleo de linhaça UV

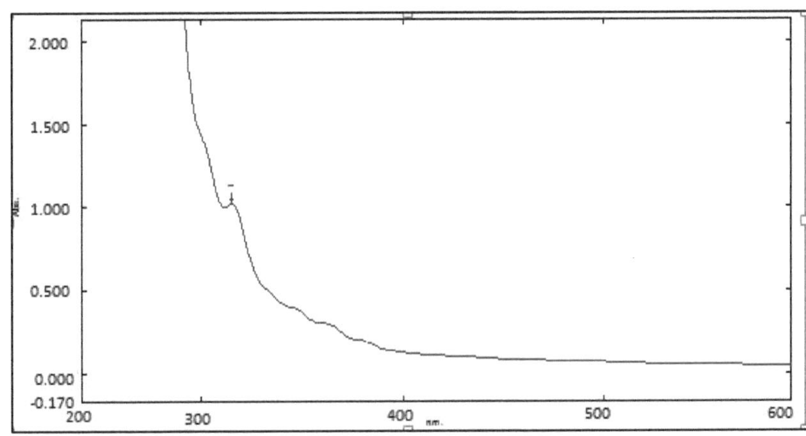

Figura 4: Mostra a presença de óleo de limão após 1 mês (λ max=314 nm)

Estabilidade no segundo mês da amostra de óleo de limão e de óleo de linhaça UV

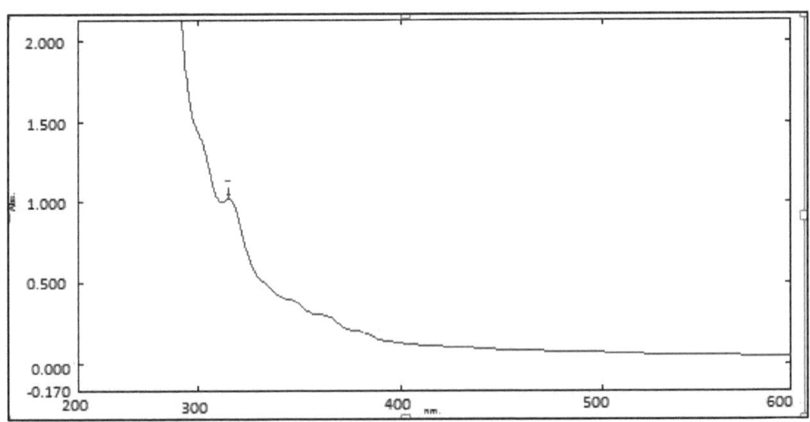

Figura 5: Ausência de alterações na concentração de óleo de linhaça e de óleo de limão

Estabilidade no terceiro mês da amostra de óleo de limão e de óleo de linhaça UV

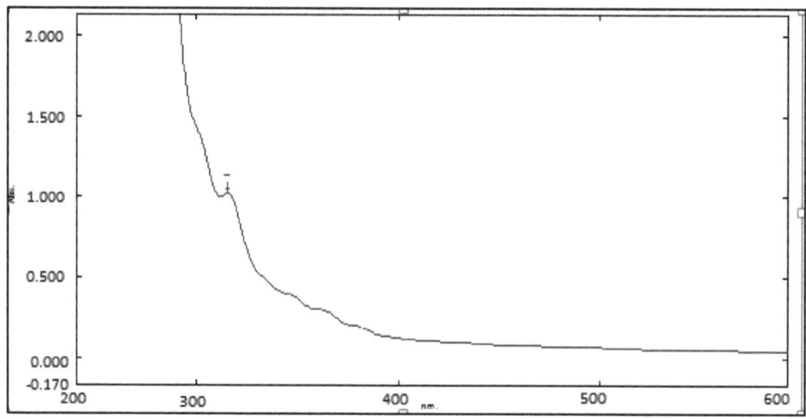

Figura 6: Ausência de alterações na concentração de óleo de linhaça e de óleo de limão

Estabilidade GC-MS

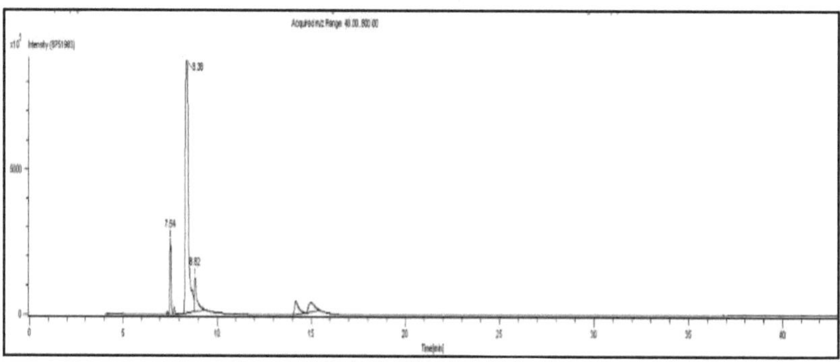

Fig.2

Peak#	Time [min]	Type	Peak Width(FWHM) [min]	Area [Intens.*sec]	Height	Description	Start Point Time[min]	Start Point Height	End Point Time[min]	End Point Height
1	6.15	BV	0.0709	1126109.61	260050.01		6.03	1251	6.20	22172
2	6.27	VB	0.0627	16672761.08	3827406.18		6.20	22172	6.49	56776
3	6.91	BB	0.1478	82329561.15	8796581.39		6.76	127854	7.13	1076503
4	7.21	BB	0.0674	4387142.76	978393.12		7.15	992456	7.39	337250
5	8.62	BB	0.0769	288333.01	54430.93		8.55	19604	8.82	12798
6	9.18	BB	0.0965	450143.19	61258.37		9.08	8649	9.54	6616
7	11.13	BB	0.1452	12138686.92	1208407.98		11.01	26361	11.48	145545
8	11.71	BB	0.2558	10813492.24	759935.70		11.56	124737	12.04	337566

<u>**GC-MS**</u> **(Antes e depois da estabilidade)**

Antes da estabilidade	Após a estabilidade
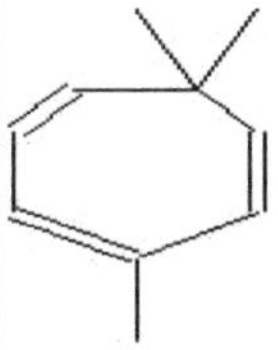 **Tempo de retenção : 7,37 min**	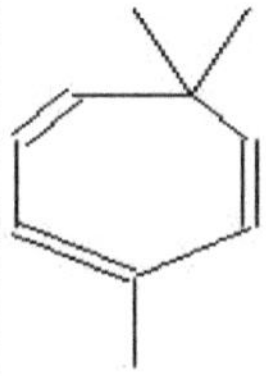 **Tempo de retenção: 6,14 min**

Antes da estabilidade	Após a estabilidade
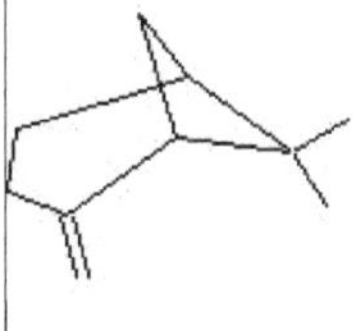 **Tempo de retenção : 7,54 min**	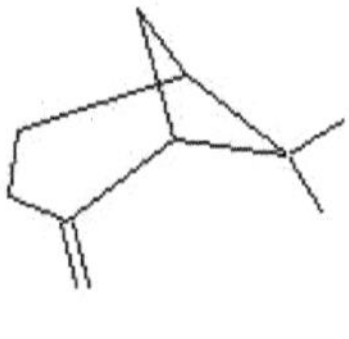 **Tempo de retenção: 6,27 min**

Antes da estabilidade	Após a estabilidade

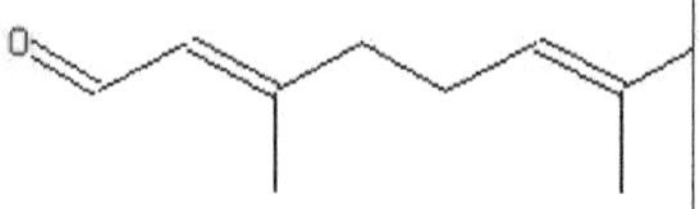 Tempo de retenção : 8,15 min	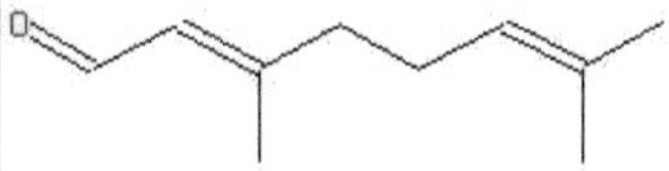 Tempo de retenção: 11,12 min

Antes da estabilidade	Após a estabilidade
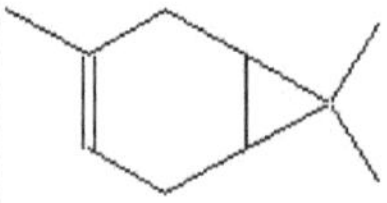 Tempo de retenção : 8,39 min	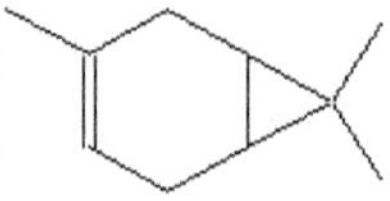 Tempo de retenção: 6,92 min

Antes da estabilidade	Após a estabilidade
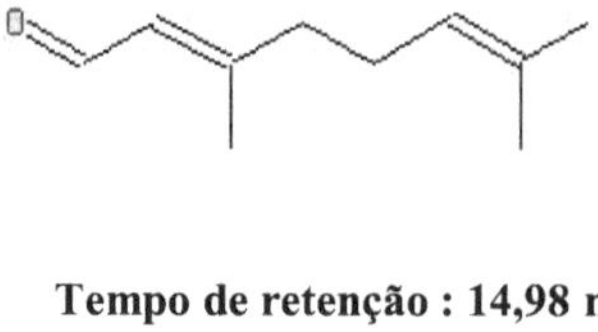 Tempo de retenção : 14,98 min	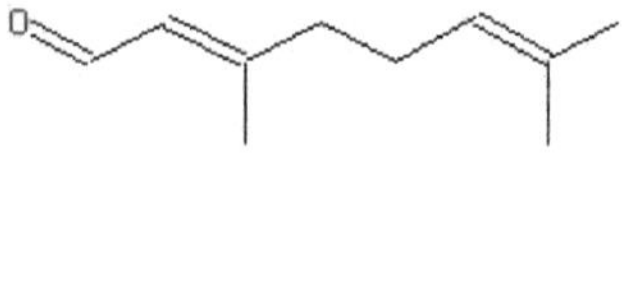 Tempo de retenção: 11,71 min

No perfil cromatográfico em fase gasosa, antes e depois da estabilidade, a retenção dos constituintes é a seguinte (antes e depois da estabilidade): a alteração do tempo de retenção dos constituintes pode dever-se a parâmetros analíticos como o caudal do fago móvel, a variação da temperatura, a taxa de temperatura, o analista, pelo que o estudo da estabilidade por GC-MS. É necessário melhorar ainda mais.

<u>**Conclusão:**</u>

1.   Como as pessoas não estão conscientes das complicações das verrugas com o aumento da idade (sobretudo nas mulheres) e da sua conformidade com o corpo (não prejudicial), a maioria ignora este problema.

2.   Como pode causar graves problemas de saúde, a sua remoção é muito importante numa idade precoce.

3.   Esta investigação permitirá um avanço prometedor na remoção de verrugas, o que será benéfico para a sociedade num futuro próximo.

Referência

1)   Shokrollah Zandi, Razyeh Ahmad Zadeh, Sayedeh Reyhaneh Yousefi, e Fardin Gharibi, Promising New Wart Treatment: A Randomized, Placebo-Controlled, Clinical Trial Publicado online em 11 de maio de 2016,

2)   K M Stone, T M Becker, A Hadgu, S J Krau, Treatment of external genital warts: a randomised clinical trial comparing podophyllin, cryotherapy, and electrodesiccation, Genitourin Med 1990;66:16-1

3)   Michelle M. Lipke, MPAS, PA-C, An Armamentarium of Wart Treatments, Clinical Medicine & Research Volume 4, Number 4: 273- 293.

4)   Douglas R. Lowy e John T. Schiller J Clin Invest. maio de 2006. Laboratório de Oncologia Celular, Centro de Investigação do Cancro, Instituto Nacional do Cancro, NIH, Bethesda, Maryland, EUA

5)   Douglas R. Lowy e John T. Schiller, Publicado pela primeira vez em 1 de maio de 2006

6)   Michelle M. Lipke, Medicina Clínica e Investigação2006 Dez. Michelle M. Lipke, MPAS, PA-C, Departamento de Dermatologia, Marshfield Clinic-Wausau, Centro Wausau, Wisconsin EUA

7)   https://www.google.com/linseed monografia sobre o óleo

8)   https://www.google.com/lemon monografia sobre o óleo

9)   Steven King-fan Loo, Dermatologista Consultor e William Yuk- ming Tang, Dermatologista em consultório privado BMJ Clin Evid. 2014, Steven King-fan Loo, Hospital Adventista de Hong Kong, RAE de Hong Kong;

10)   https://en.wikipedia.org/wiki/Human infeção por papilomavírus

11)   Adam B. Raff, Andrew W. Woodham, Laura M. Raff, Joseph G. Skeate, Lisa Yan, Diane M. Da Silva, Mario Schelhaas e W. Martin Kast. J Virol. 2013 Jun.Norris Comprehensive Cancer Center Department ofMolecular   Microbiology   &   Immunology

Department of Obstetrics & Gynecology, University of Southern California, Los Angeles, Los Angeles, California, USA

12) https://chem.libretexts.org/Ancillary   Materials/Demos%2C Techniques%2C_and_Experiments/General Lab Techniques/Thin Layer Chromatography

13) J.C. Stering, S. Hanafild Jones, P. M. Hudson. Guidelines for the management of cutaneous war, British Journal of Dermatology 2001.

14) P D Simmmons, Podophyllin l0% e 25% no tratamento de verrugas ano-genitais Um estudo comparativo em dupla ocultação. Br J Vener Dis 1981; 57:208-9.

15) Directrizes da SADC para os testes de estabilidade, março de 2004.

16) Sachin B. Somwanshi , Kiran S. Kudale , Ramdas T. Dolas , Kiran B. Kotade, formulação e avaliação de um pacote facial cosmético à base de plantas para uma pele brilhante, Sachin B. Somwanshi et al / Int. J. Res. Ayurveda Pharm. 8 (Suppl 3), 2017

17) Swami Shraddhamayanand, Cura de verrugas cutâneas com medicamentos homeopáticos ultradiluídos - um estudo em 200 casos, publicado: 15 de dezembro de 2017.

18) Amuthan A, Dhaselvin Innocent Bhamdarkar Anosha panduranga, verrugas tratadas com sucesso com kaalaani kalimpu (um medicamento tradicional de sidhha) Amuthan A et. al Revista de investigação, 2015

19) INDIAN PHARMMACOPIEA 2007, Governo da Índia "Ministry of Health & Family Welfare" The Controller & Publication. Delhi, Índia, 89-85

20) Eike Reich, Anne Schibli, High- Performance Thin-Layer Chromatography for the Analysis of Medicinal Plants página n°. 189.

21) British Pharmacopoeia 2003, incorporando os requisitos da 4th edição da Farmacopeia Europeia de 2002. Apêndice III A A15.

22) Patel JK, Jani RK, Enhancing Effect of Natural Oils as Permeation Enhancer for Transdermal Delivery of Diltiazem Hydrochloride Through Wistar Rat Skin Int. J. Pharm. Sci. Rev. Res., 36 (1), janeiro - fevereiro de 2016; Artigo No. 02

23) Junab Ali, Biswajit Das, Trideep shaikh, Antimicrobilal activity of lemon peel (Citrus lemon) Extract. nternational Journal of Current Pharmaceutical Research ISSN-0975-7066 VOL9, Isuue4, 2017

24) Noura S. Dosoky e William N. Setzer Biological Activities and Safety of Citrus spp. Essential Oil, Int. J. Mol. Sci. 2018, 19, 1966; doi: 10.3390 / ijms19071966.

25) Cancro do colo do útero, papilomavírus humano (HPV) e vacinas contra o HPV no Sudeste Asiático, novembro de 2016

26) Swami Shraddhamayanand, Cura de verrugas cutâneas com medicamentos homeopáticos ultradiluídos - Um estudo em 200 casos Recebido: 27 de novembro de 2017

27) J.C.STERLING, S.HANDFIELD-JONES, P.M.HUDSON, Directrizes para o tratamento da verruga cutânea, British Journal of Dermatology 2001; 144: 4±11.

28) Recomendações baseadas em provas sobre os calendários de vacinação contra o vírus do papiloma humano (HPV), 11 de março de 2014.

29) https://www.ncbi.nlm.nih.gov/pmc/articles/PMC4054795/

30) Yutaka inoue, Kensuke Suzuki, Rikimru Maeda, Arisa Shimura, Isamu Murata, Ikuo Kanamoto, avaliação das propriedades da formulação e da penetração cutânea na mesma formulação contendo aditivo, Y. Inoue et al. / Results in Pharma Sciences 4 (2014).

31) Rchit Khullar, Depinder Kumar, Nimrata Seth, Seema sani, Formulação e avaliação do ácido mefenâmico emgel para administração tópica, Y. Inoue et al. / Results in Pharma Sciences 4 (2014) 42-49

32) https://www.google.com/Ultra monografia de espetroscopia violeta

33) https://www.google.com/GC-MS

34) https://en.wikipedia.org/wiki/Citral

35) https://www.chemicalbook.com/ChemicalProductProperty_US_CB429 2618.aspx

36) https://www.chemicalbook.com/ChemicalProductProperty_US_CB631 0855.aspx

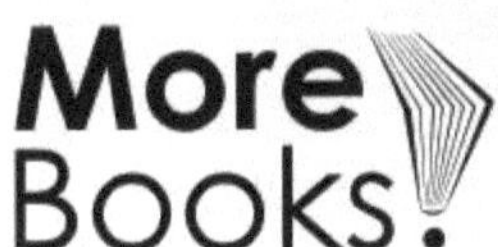

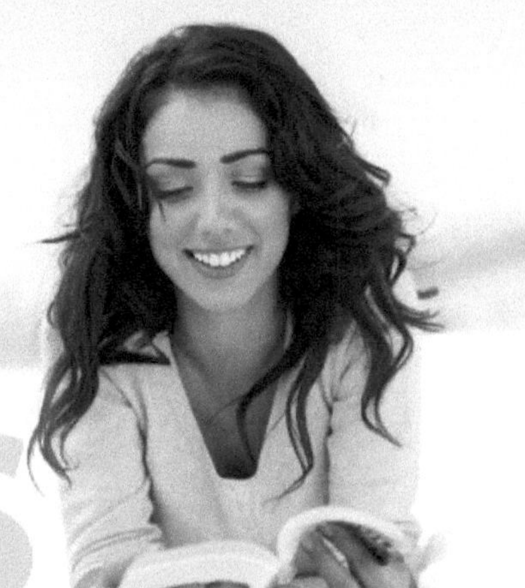

Buy your books fast and straightforward online - at one of world's fastest growing online book stores! Environmentally sound due to Print-on-Demand technologies.

Buy your books online at
www.morebooks.shop

Compre os seus livros mais rápido e diretamente na internet, em uma das livrarias on-line com o maior crescimento no mundo! Produção que protege o meio ambiente através das tecnologias de impressão sob demanda.

Compre os seus livros on-line em
www.morebooks.shop

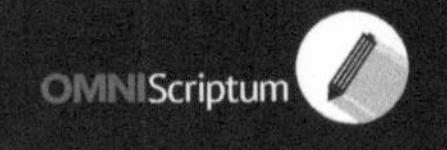